MINORU NARITA'S
統合分子薬理学

Vol.1　脳機能障害の分子レベル治療

星薬科大学教授
成田　年　著

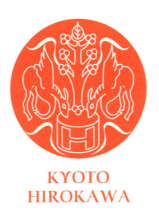

KYOTO
HIROKAWA

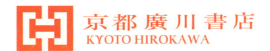

まえがき

　病態の統合的解析をするためには，多くの内部情報を必要とするが，実際の臨床現場では，時間的制約や技術的検出限界があり，確定診断にたどり着いても，多くの場合は，疾患のサブポピュレーションを特定できるような高度な層別化までは望めない．こうした背景において，比較的短時間で層別化された確定診断を求めるならば，高性能な分析機器や，分析技術の開発が不可欠になる．一方，確定診断後は，治療指針が組み立てられるが，原因治療に至らない対症療法や維持療法であっても，多くの場合は，薬物療法が最終的に選択される．不思議なことに，AI時代の幕開けである現在においても，こうした薬物療法で処方される個々の薬物の治療メカニズムの教科書的な解釈は，人体生理学，解剖学，病態学，薬物動態学的要素をほとんど加味していない，動物や細胞を使用したシンプルな基礎薬理学的解析によって得られた，いわゆる"想像の機序"に委ねられる．こうして考えてみると，現代の医療における診断や薬物治療においては，"by chance"的な要素を否定できない．そんななかで，「次世代に求められる薬物治療をgoalとした薬理学の教科書を作成することの意義は何なのか？」と考えているうちに，今現在知られている最新の統合的レベルでの病態解釈と分子レベルでの薬効発現機序をストーリー付で結びつけてみようという結論に至った．こうした視点から，一部には，アドバンス的，創造的要因が加味されている挑戦的な薬理学書となっていることに，ご留意いただきたい．

　本書が，少し角度が違うエッセンスが入り込んだ書として，薬理学を学ばれる方々にとって，面白い書となることを期待している．

　最後に，本書作成にあたり，多くの方々にご協力をいただいたことに，この場をお借りして，感謝申し上げます．特に，星薬科大学薬理学研究室の大学院生である浅野克倫氏，及川大亮氏，香川玲子氏，三賢春香氏，および濱田祐輔助教，須田雪明助教におかれましては，お手伝いを賜り，感謝の気持ちで一杯です．ご協力，心より感謝申し上げます．

　前例のない荒唐無稽ともいえる切り口の書籍にもかかわらず，本書の執筆出版を大笑いして背中を押してくれた京都廣川書店・廣川重男社長，押せ押せのスケジュールのなか，包み込むような笑顔で編集を纏め上げてくれた同社編集制作部・清野洋司部長・茂木悠佑氏，また洋書にあるような素晴らしいイラストを作成してくれた伏田なが子氏に深い感謝を申し上げたい．

2019年8月吉日

成田　年

CONTENTS

Chapter 1 中枢神経と脳機能 ... 1

- 1-1 中枢神経/末梢神経の分類と脳のネットワーク ... 2
  - 1-1-1 脳とは？ 2
  - 1-1-2 末梢-中枢連関 2
  - 1-1-3 脳の概観と脳機能の全能性 4
  - コラム：脳の全能性 5
- 1-2 大脳皮質 ... 5
  - コラム：環境と脳の発達 7
- 1-3 大脳辺縁系/大脳基底核 ... 7
  - コラム：中枢神経新生機構 9
- 1-4 間脳/中脳/橋/延髄/小脳 ... 10
  - コラム：好き，嫌いの理性的コントロール 12
- 1-5 脊髄 ... 13
- 1-6 神経細胞の生理 ... 15
- 1-7 神経伝達物質 ... 15

Chapter 2 催眠薬，全身麻酔薬および鎮痛薬 ... 17

- 2-1 睡眠の生理 ... 18
  - コラム：睡眠のもつ意義 18
- 2-2 ベンゾジアゼピン系・非ベンゾジアゼピン系催眠薬 ... 20
  - 2-2-1 おもな超短時間作用型催眠薬 23
  - コラム：超短時間作用型催眠薬の比較 25
  - 2-2-2 おもな短時間作用型催眠薬 26
  - 2-2-3 おもな中間〜長時間作用型催眠薬 26

- 2-2-4　ベンゾジアゼピン受容体拮抗薬　28
- 2-3　バルビツール酸系催眠薬 ……………………………………………… 29
- 2-4　その他の催眠薬および鎮静薬 ………………………………………… 30
- 2-5　全身麻酔・バランス麻酔 ……………………………………………… 32
- 2-6　全身麻酔薬 ……………………………………………………………… 33
  - 2-6-1　おもな吸入麻酔薬　35
  - 2-6-2　おもな静脈麻酔薬　36
  - コラム：バランス麻酔の有用性　37
- 2-7　鎮痛薬 …………………………………………………………………… 38
  - 2-7-1　痛みの分類　38
  - 2-7-2　痛みの発現機序　39
  - 2-7-3　内因性オピオイドペプチドとオピオイド受容体　39
  - 2-7-4　μ-オピオイド受容体作動薬の鎮痛効果発現機序　40
  - 2-7-5　WHO方式がん疼痛治療法　41
  - コラム：麻酔下でも痛みはしっかり伝わっている！　46

Chapter 3　てんかんの治療薬　47

- 3-1　てんかんの生理 ………………………………………………………… 48
- 3-2　てんかんの治療薬 ……………………………………………………… 49
  - コラム：抗てんかん薬による気分安定作用　55

Chapter 4　不安症，強迫症，心的外傷後ストレス障害とその治療薬　57

- 4-1　精神疾患と分類 ………………………………………………………… 58
- 4-2　不安症と分類 …………………………………………………………… 58
  - 4-2-1　不安症群　59
- 4-3　不安症の治療薬 ………………………………………………………… 60
  - 4-3-1　ベンゾジアゼピン系（BZP）・$GABA_A$受容体作動薬　61
  - 4-3-2　クエン酸タンドスピロン　63
  - 4-3-3　三環系抗うつ薬　64
  - 4-3-4　選択的セロトニン再取り込み阻害薬（selective serotonin

reuptake inhibitor：SSRI） *64*
- 4-3-5 セロトニン・ノルアドレナリン再取り込み阻害薬（serotonin noradrenaline reuptake inhibitor：SNRI） *66*

4-4 強迫症，心的外傷後ストレス障害 ……………………………………… 67
4-5 強迫症および心的外傷後ストレス障害の治療 ………………………… 68
　　コラム：不安症の包括的治療　*69*

5 抑うつ障害および双極性障害とその治療薬　　71

5-1 うつ病・大うつ病性障害とは ……………………………………………… 72
5-2 うつ病の治療薬 ……………………………………………………………… 74
- 5-2-1 三環系抗うつ薬　*75*
- 5-2-2 四環系抗うつ薬　*75*
- 5-2-3 セロトニン2受容体遮断・再取り込み阻害薬：serotonin 2 antagonist and reuptake inhibitor（SARI）　*76*
- 5-2-4 ノルアドレナリン作動性・特異的セロトニン作動性抗うつ薬：noradrenergic and specific serotonergic antidepressant（NaSSA）　*78*

　　コラム：抗うつ薬の効果発現機序の新しい仮説　*80*

5-3 双極性障害とは ……………………………………………………………… 80
5-4 双極性障害の治療薬 ………………………………………………………… 82
　　コラム：うつ病による睡眠障害　*83*

6 統合失調症と治療薬　　85

6-1 統合失調症（schizophrenia） ……………………………………………… 86
- 6-1-1 統合失調症の疫学　*86*
- 6-1-2 特徴的症状　*86*
- 6-1-3 統合失調症陽性症状　*86*
- 6-1-4 統合失調症陰性症状　*89*

6-2 抗精神病薬 …………………………………………………………………… 91
- 6-2-1 定型抗精神病薬：ドパミン D_2 受容体拮抗薬　*91*

● 6-2-2　非定型抗精神病薬　　94

Chapter 7　神経発達症と治療薬　　101

7-1　神経発達症群 / 神経発達障害群……………………………………… 102
7-2　自閉スペクトラム症 / 自閉症スペクトラム障害…………………… 102
7-3　自閉症スペクトラム障害の治療薬…………………………………… 103
7-4　注意欠如・多動症 / 注意欠如・多動性障害………………………… 104
7-5　注意欠如・多動性障害の治療薬 / 中枢興奮薬……………………… 104
7-6　デフォルトモードネットワークと認知行動療法…………………… 107

Chapter 8　パーキンソン病と治療薬　　109

8-1　パーキンソン病とは…………………………………………………… 110
8-2　パーキンソン病の治療薬……………………………………………… 113
　　　コラム：世界初 パーキンソン病患者の脳に iPS 細胞を移植　　121

Chapter 9　認知症と治療薬　　123

9-1　認知症とは……………………………………………………………… 124
9-2　アルツハイマー病による認知症とは………………………………… 124
9-3　アルツハイマー病による認知症の治療薬…………………………… 127
9-4　アルツハイマー病による認知症以外の認知症……………………… 128
　　　コラム：軽度認知障害（mild cognitive impairment：MCI）　　130
9-5　脳血管疾患……………………………………………………………… 131

INDEX　　139

中枢神経と脳機能 01

1-1 中枢神経 / 末梢神経の分類と脳のネットワーク
1-2 大脳皮質
1-3 大脳辺縁系 / 大脳基底核
1-4 間脳 / 中脳 / 橋 / 延髄 / 小脳
1-5 脊　髄
1-6 神経細胞の生理
1-7 神経伝達物質

1-1 中枢神経／末梢神経の分類と脳のネットワーク

● 1-1-1　脳とは？

　脳は，意識や感情などを生みだす生物学的なコントロールステーションである．それらの統合から，生体としての"行動"が生まれる．また，理性がヒトとしての崇高な機能的表現であるのならば，これは複雑な認知機能が基盤となる．こうした認知能力や精神機能が発揮できるのは，異なる機能をもつそれぞれの脳領域に存在する神経細胞やグリア細胞群がネットワーク（神経系）を形成していることに依存する．これらのネットワーク間の情報処理の相互接続が，思考や感覚，記憶などをつくりだす．これは常に直列した連関ではなく，異常を生じると相互に補填しながら並列に機能していることもある．こうしたことからも，脳は複雑で繊細ながら，生命力を保つための特殊な臓器として生命体に君臨しているといえる．脳を理解するためには，脳内の個別の細胞特性や細胞間ネットワークだけに注目するばかりではなく，脳をキーステーションとして全身に展開する全身性ネットワークを理解することが大切である．

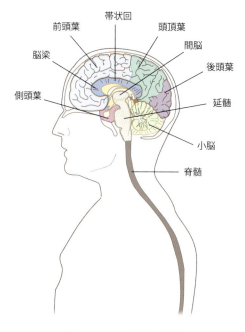

図 1-1　ヒトの脳と脊髄

● 1-1-2　末梢 – 中枢連関

　脳に局在する神経と脊髄に局在する神経を総称して，中枢神経とよび，それ以外の神経は末梢神経と分類されている．末梢神経網は，中枢との架け橋になっている．末梢臓器の末端には，受容器／感覚器とよばれるものが存在し，特異的な化学物質（神経伝達物質）の結合により活性化され，それらの応答は電気信号となって脊髄の後根に入力する脊髄神経を興奮させる．こうした

末梢神経である脊髄神経は求心性の感覚神経とよばれる．脊髄神経は脊髄に出入りする左右31対の末梢神経であるが，脊髄前根からは遠心性の運動神経や自律神経が出力している．一方，脳（主として脳幹）からヒモ状に様々な応答を直接，末梢臓器，末梢細胞群に伝達するネットワーク（遠心性神経網）と，逆に末梢から脳に直接応答を伝えるネットワーク（求心性神経網）の総称である脳神経（計12対）も末梢神経の1つとして分類され，運動（遠心性神経制御）や感覚（求心性神経制御）に関与している．このような脳神経は，体性神経として分類される．最近では，こうした末梢–中枢連関の理解があらゆる生理応答や疾患病態を理解するうえで重要になってきている．

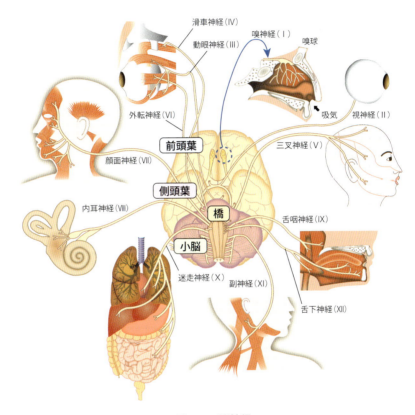

図1-2　脳神経
（馬場広子編（2016）グラフィカル機能形態学，p207，図7-56，京都廣川書店より一部改変）

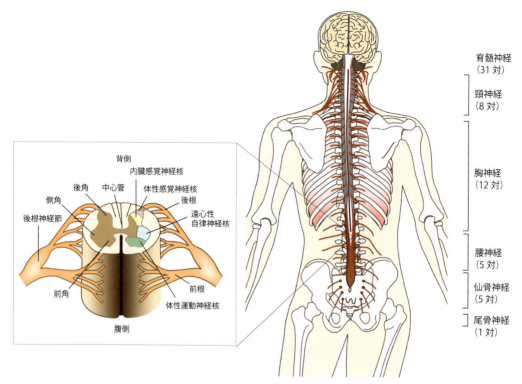

図 1-3 脊髄神経

(馬場広子編 (2016) グラフィカル機能形態学, p184, 図 7-32, 京都廣川書店より改変)

● 1-1-3 脳の概観と脳機能の全能性

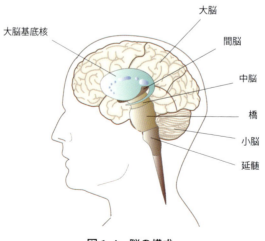

図 1-4 脳の構成

　脳の概観を捉えるとき，脳を大脳，間脳，中脳，橋・延髄，小脳と大別するのが最もスタンダードな分類法である．脳は限局した領域内で，それぞれ特徴的な機能をつかさどっているが，他領域との複雑なネットワークを経て，行動の個別化，すなわち特定の行動表現を誘引する．こ

うした行動様式のパターン別の活動依存的脳内神経地図は，階層的に体系化されている．一方，一細胞解析が飛躍的に進んできているものの，個々の脳細胞の機能地図を描くには，まだまだ相当の時間を必要としている．細胞間の固有の相互接続はいくつかのパターンで層別化できることもあるが，その大半は想像以上に多様性があって，複雑である．こうした背景からも，"脳機能を科学的に整理する"ときには，行動様式と特定脳領域あるいは代表的神経回路を紐づけるような，比較的おおまかな枠でまずは捉えていくことが大切であろう．

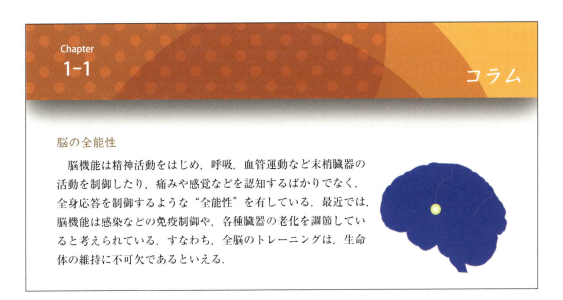

1-2 大脳皮質

大脳皮質は，4領域に大別される．

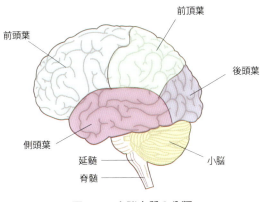

図1-5 大脳皮質の分類

(1) 前頭葉

精神活動，運動，運動性言語（話す・書く）をつかさどる領域．

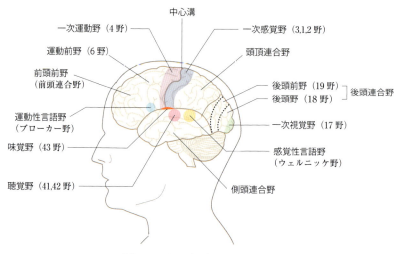

図 1-6 大脳皮質の機能別分類

・前頭連合野

　ヒトの大脳の約 3 割を占め，ほかの脳領域からの情報を統合し，思考，分析，判断，注意など，ヒトとしての理性をつくりだす領域．

・運動野

　全般的に運動機能をつかさどる領域．

・運動性言語野（ブローカー野）

　言葉を話す，文字を書くなどの運動連関型の"言語"機能をつかさどる領域．

(2) 頭頂葉

　感覚の処理や場所・空間の認知をつかさどる領域．

・体性感覚野（一次感覚野）

　痛みやかゆみなどの感覚機能をつかさどる領域．

(3) 側頭葉

　言語を理解したり，視覚，聴覚の情報を統合し，音や形，色などを認識する領域．

・感覚性言語野（ウェルニッケ野）

　言語を理解する機能をつかさどる領域．

(4) 後頭葉

　視覚に関わる領域．

(5) 大脳白質

　形態上，大脳皮質内および皮質下領域との連絡機能をもつ．連合線維（同一半球内の連合），交連線維（左右半球間の交連），投射線維（皮質下領域への連絡）などからなる．

Chapter 1-2 コラム

環境と脳の発達

　脳は，刺激することによって変化するものなのか？脳容量は，MRI画像で確認することができるため，脳病態解析に使用されるが，健常人でありながら，特徴的（特殊）な環境下で生活する人々の脳容量変化を調査した報告も数多くある．例えば，研究者は，前頭葉が発達し，前頭葉容量がほかの人々よりも大きいという調査結果がある．おそらく，特徴的な仕事をしている人々の脳は，それぞれの仕事（機能，動作，意識）に関連した特異的な脳領域で脳重量に変化をもたらすのであろう．それが，進歩に伴った専門性，特異性をさらに高めていくことにもつながっていくと考えられる．言い換えれば，何かを極めるために，その機能に連動した脳領域を鍛えれば，さらに進歩が加速するということになる．一方，"使用しなくなった脳領域"では，萎縮が認められることがあり，これは生活パターンなどにも影響を受ける．一般に脳の萎縮は退化を示すものであるが，リハビリなどの再活動によって，その萎縮は元のレベルに回復することもあり，脳容量・脳実質量は，思っている以上に可変性があるのかもしれない．

1-3 大脳辺縁系／大脳基底核

(1) 大脳辺縁系

　大脳辺縁系は，古典的で本能的な精神行動を支配する領域である．

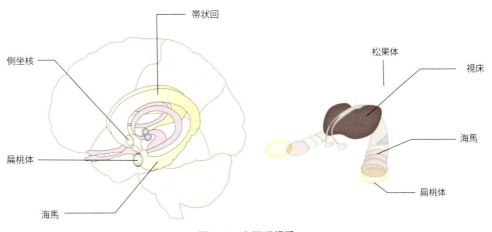

図1-7　大脳辺縁系

　大脳辺縁系は，脳の深部に位置し，まわりを大脳皮質や大脳白質に囲まれている．進化・発生

学上，最も古典的で本能的な行動を支配する領域であるといわれ，ヒトの本能や情動機能をつかさどる．下等生物でも維持されている領域でもあるが，ヒトのように，思考や判断や意思決定などをつかさどる大脳皮質領域からの神経網の投射などは種によりかなり異なっていると考えられ，ヒトが本能によってのみ行動するのではなく，おもに学習などから体得する理性によって行動が制御されるのは，大脳皮質との積極的な連絡網によるものであると考えられている．

大脳辺縁系は，原始的，根本的な精神活動の源となる領域であるため，これらの領域の器質的あるいは機能的に障害が起こったり，過活動になったりすることで，様々な中枢性疾患・精神疾患が誘発される．大脳辺縁系へは，中脳領域から長い神経軸索を経て，多くの特徴的な神経投射があり，脳の恒常性が保たれている．また，大脳皮質をはじめ，ほかの脳領域からの支配も受けているために，入力シグナルに異常がきたされると，大脳辺縁系網の機能バランスが崩れ，精神活動に大きな影響を及ぼす．例えば，前頭連合野領域に障害があると，前頭連合野自体の機能が麻痺するため，大脳辺縁系へのブレーキやアクセルがはたらかなくなり，理性を失った，極めて本能的で暴力的な行動様式に陥るようになる．いわゆる"性格"は，大脳皮質領域と大脳辺縁系領域の個別の機能の差にすべて依存するわけではなく，二者間の連絡制御機能の差異によっても大きく影響を受けると考えられる．

・扁桃体
　攻撃性，嫌悪感などに関与する領域で，不安，ストレス，痛みなどによって活性化する．活性化により身体的な反応や感情的な反応を引き起こす．
・海馬
　認知・学習，記憶に関与する．
・側坐核
　意欲や好奇心，報酬，快感などに関与する領域で，ヒトの積極的な本能的活動を支配する，いわゆる精神的エネルギーの脳内ステーションである．

Chapter 1-3 コラム

中枢神経新生機構

中枢神経系は，神経幹細胞より産生される神経細胞やグリア細胞（アストロサイトやオリゴデンドロサイト）などの細胞集団で構成されているが，これまで長い間，一度傷ついた神経細胞は再生せず，また成熟した脳内では神経細胞は新生しないと考えられてきた．しかしながら，近年の飛躍的な研究の進歩により，神経細胞は脳内で絶えず新生されていることが明らかとなってきた．特に，記憶をつかさどる海馬の歯状回領域では，人生の終わりを迎えるそのときまで，積極的に神経細胞が新生されていると考えられるようになった．海馬は記憶に関与する脳領域であるため，こうした新生神経は記憶や脳の高次機能に大きな影響を与えると推測される．興味深いことに，こうした神経新生は，豊かな環境や，運動によって促進される．一方で，疾患や老化によって，神経幹細胞から分化されるべき新生神経細胞の産生量が落ちるのではないかと考えられている．これは，多分化能をもつ神経幹細胞が，その周辺環境の変化から，グリア細胞への分化傾向を強め，その結果，脳内では過剰なグリア細胞蓄積が起こると同時に，新生神経細胞はその煽りを受けて，産生量が落ちるという解釈である．

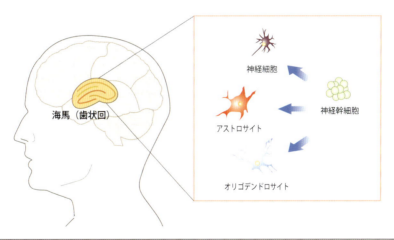

(2) 大脳基底核

大脳基底核とは，運動の開始や停止などを支配する領域である．

大脳基底核は，大脳皮質と大脳辺縁系の間に位置し，随意運動などの運動手続きの学習と記憶をつかさどる．滑らかな運動や顔の表情などは，大脳基底核によってつくられる．

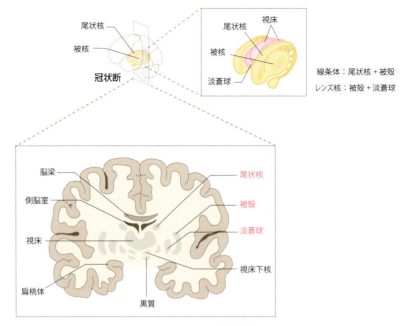

図 1-8　大脳基底核

・線条体（尾状核と被殻）
　大脳基底核の最も主要な領域であり，運動を制御する．また，運動以外の情動制御にも関わっていると考えられている．
・淡蒼球
　運動手続きに関与するばかりではなく，側坐核からの断続的なシグナル応答を受け，情動の制御にも関与する中継点である．

1-4　間脳／中脳／橋／延髄／小脳

(1) 間　脳

　間脳は，大脳と中脳の間に位置し，大脳基底核や大脳辺縁系に包まれた形で存在する．間脳は視床と視床下部に大別される．
・視床
　視床は，嗅覚を除くほとんどすべての感覚性情報，運動，情動ならびに自律機能を含めた様々な情報を統合し，整理する領域である．大脳皮質領域への積極的な上行性シグナル応答を中継する．
・視床下部
　視床下部は自律神経機能や内分泌機能の制御をとおして生命機能の維持に関わり，血圧，体温，ホルモン機能を含む体液分泌，消化・吸収・代謝，摂食・飲水，日内リズムなど，多くの機能を制御するばかりではなく，大脳辺縁系と密接な線維連絡をもち，情動や本能行動などの発現

とも深く結びついている．また，下垂体前葉の上位中枢として，ホルモン調節など，脳と末梢臓器とのパイプ役を務める．

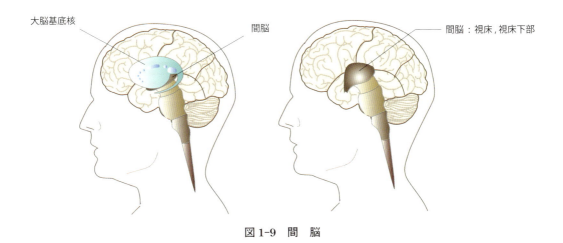

図 1-9　間　脳

(2) 中　脳

中脳は，視覚性反射の中枢および聴覚の中継核としての機能を担っている．また，ドパミンやセロトニンなどの脳内神経伝達物質の産生細胞を含む神経核を有する．

中脳には黒質（A9），赤核，腹側被蓋野（A10），縫線核，運動性脳神経核（動眼神経核，動眼神経副核，滑車神経核），感覚性脳神経核（三叉神経中脳路核），中心灰白質（中脳水道周囲灰白質），大脳脚などが存在する．このうち黒質および腹側被蓋野は，ドパミン産生神経細胞の起始核であり，黒質からは線条体に，腹側被蓋野からは側坐核や前頭前皮質にそれぞれの神経を投射している．一方，縫線核や中脳水道周囲灰白質には，セロトニン産生神経細胞の細胞体が密集している．

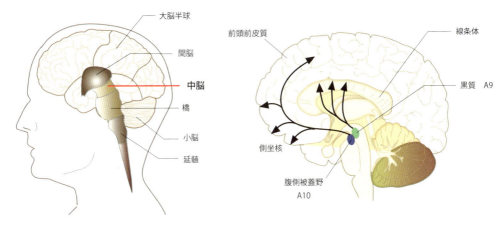

図 1-10　中　脳

・黒質
　黒質には，ドパミン神経の細胞体が密集しており，線条体へ投射するドパミン神経の活性化により，運動や情動の調節を行っている．

・腹側被蓋野
　黒質と同様に，腹側被蓋野にはドパミン神経の細胞体が密集しており，側坐核や前頭前皮質へ投射するドパミン神経の活性化により，意欲や情動などの調節を行っている．この神経ネットワークは，"脳内報酬系"といわれており，渇望や快感など，本能的欲求行動の発現に関与する．

・縫線核・中脳水道周囲灰白質
　縫線核には，セロトニン神経の細胞体が密集しており，前頭前皮質をはじめ，脳の広域へセロトニン神経を投射する起点（起始核）となっている．また，近傍にある中脳水道周囲灰白質にもセロトニン神経が集中しており，この一部は脊髄への下行性投射がある．

Chapter 1-4　コラム

好き，嫌いの理性的コントロール

　中脳領域が起点になるドパミン・セロトニン神経ネットワークは，辺縁系や前頭前皮質に収束する．ドパミンは快楽を，一方セロトニンは嫌悪に関わり，これらの情動感覚の調和は，理性や判断，注意をつかさどる前頭前皮質からの神経投射によって，いわゆる理性的制御を受けていると考えられる．

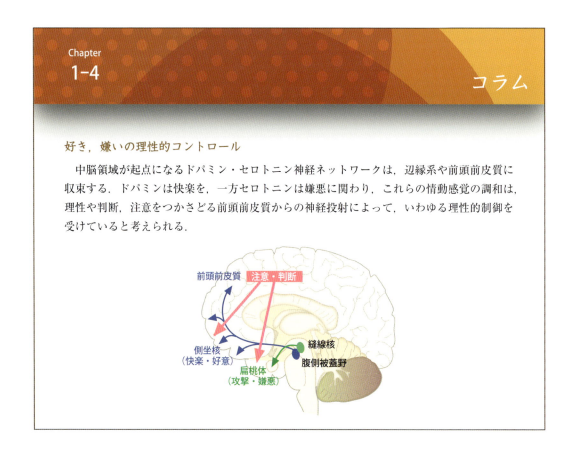

（3）橋

　橋には，運動性脳神経核（外転神経核，顔面神経核，三叉神経運動核，上唾液核），感覚性脳神経核（三叉神経主知覚核，蝸牛神経核，前庭神経核），青斑核などがある．

・青斑核

青斑核には，ノルアドレナリン産生細胞が密集しており，前脳，小脳，脊髄領域など，広範にノルアドレナリン神経を投射している．

(4) 延髄

延髄には，呼吸・血管運動，血管心臓などの生命維持に重要な自律中枢と，咳，嘔吐，分泌などに関わる反射中枢がある．

延髄には，舌下神経核，疑核，迷走神経背側運動核，三叉神経脊髄路核，孤束核などが含まれる．

・孤束核

孤束核には，ノルアドレナリン産生細胞が密集しており，遠心性迷走神経の起始核となっている．

(5) 小脳

小脳は，眼球運動，平行感覚，姿勢制御，巧緻運動の調節に関与する．

小脳は，皮質・白質・小脳核・小脳脚からなり，皮質は，さらに表層から順に分子層，プルキンエ細胞層，顆粒層の3層構造を形成する．おもに運動の学習・協調の基礎を形成するための重要な領域であるが，近年の研究から，様々な行動様式に関わっている可能性が提唱されている．

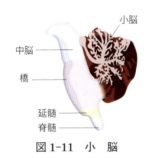

図1-11　小　脳

1-5　脊　髄

脊髄は，管状の空間である脊柱管に入っている細長い索状物で，知覚神経の入力や運動神経の出力など，体性神経の出入りがあり，知覚や運動を中継・仲介する．

脊髄は，頸髄，胸髄，腰髄，仙髄に分類される．前根より，遠心性神経が出力し，後根には，求心性神経が入力している．体性感覚を脊髄から脳へ伝える伝導路（脊髄上行路）と脳から脊髄に運動の指令を伝える伝導路（脊髄下行路）が存在する．

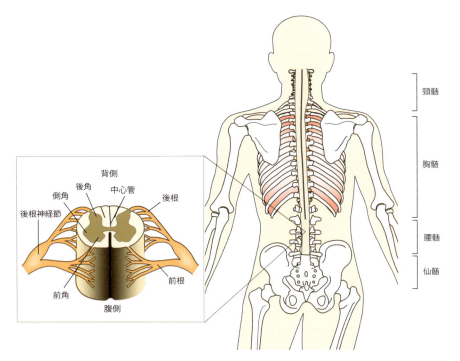

図 1-12　脊髄の分類
(馬場広子編 (2016) グラフィカル機能形態学, p184, 図 7-32, 京都廣川書店より改変)

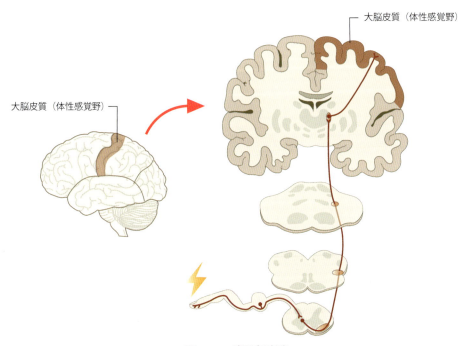

図 1-13　脊髄視床路

1-6　神経細胞の生理

　一般に，神経細胞は成熟しているため分化，増殖をしない細胞である．

　神経細胞は，電気的シグナルとして得られる活動電位を神経線維である軸索に沿って一定方向に伝導させる．神経細胞には電気絶縁体である髄鞘（軸索を保護する皮膜）をもつ有髄神経と，髄鞘をもたない無髄神経に大別されるが，有髄神経のほうが，跳躍伝導となるため，シグナル伝導速度は速い．軸索の末端は，神経接続のためにシナプスが形成されている．神経細胞間の伝達は，接続する次の神経の樹状突起の膜上に存在する受容体に向かって化学的シグナルである神経伝達物質をシナプス小胞から放出させることで完結する．神経伝達物質の種類により，興奮性シナプス後電位や抑制性シナプス後電位が誘導される．

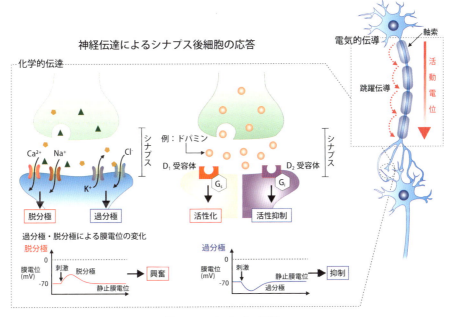

図1-14　シナプス伝達

1-7　神経伝達物質

　神経終末から化学シグナルとして放出される伝達物質を神経伝達物質とよぶ．一般には合成（産生）過程や前駆体が存在し，脱分極性刺激によって小胞よりシナプス間隙に放出されること，また，後シナプスに結合親和性をもつ受容体が存在し，結合後に細胞シグナルを生じることなどが神経伝達物質としての定義となっていたが，最近の研究や最新の分析から，そのような一様な機構が存在しなくても，神経伝達に影響を与える分子を総称して神経伝達物質とよぶことも多い．また，これまでは，個々の神経からは単一の神経伝達物質が放出されることを前提に神経伝達機構の枠組み，分類がなされてきたが，現在では，神経伝達は，複数の神経伝達物質の遊離が複雑に連鎖し，さらには周辺細胞の活性変動を巻き込みながら，シナプス結合間の微小環境のなかで

巧妙に行われていることが明らかになってきている．

　神経伝達物質として，カテコラミン類が最も典型的な物質として知られている．ノルアドレナリンやドパミンは，興奮性神経伝達物質として位置づけられているが，多様な受容体（亜型の受容体群）に結合親和性を有することから，後シナプス電位は，一様ではない．一方，セロトニンはさらに複雑なシグナルネットワークをもつため，最近では興奮性あるいは抑制性の神経伝達物質として明瞭に分けられていない．その他，アセチルコリンや，興奮性伝達物質であるグルタミン酸，またそのグルタミン酸から合成される抑制性伝達物質であるGABAなどは，いずれも脳内で含有細胞がネットワークを形成しており，恒常的にシナプス伝達を仲介している．また，多種多様な神経ペプチドが，脳内，脊髄内において神経伝達に積極的に寄与している．

催眠薬，全身麻酔薬およよび鎮痛薬

02

2-1 睡眠の生理
2-2 ベンゾジアゼピン系・非ベンゾジアゼピン系催眠薬
2-3 バルビツール酸系催眠薬
2-4 その他の催眠薬および鎮静薬
2-5 全身麻酔・バランス麻酔
2-6 全身麻酔薬
2-7 鎮痛薬

2-1 睡眠の生理

　睡眠は，生命体の維持のために欠かせない行動様式である．睡眠に対する欲求は本能的なものであり，元来は意図的に制御する必要がない．また，睡眠は，各臓器や個別の細胞にとって回復のために必要な手続きであると考えられているため，睡眠障害は，生命体の危機を誘引するものとなる．睡眠障害には，眠れない"不眠障害（不眠症）"と，眠すぎる"過眠障害（過眠症）"がある．不眠障害は，入眠障害，中途覚醒，早朝覚醒，熟眠障害など，良質な睡眠がとれない状態が1か月以上継続する症状である．このほか，ナルコレプシー，レストレスレッグス症候群，呼吸関連睡眠障害群などがある．

　睡眠は，量的な必要性ばかりでなく，その質が生体の維持に重要となる．睡眠の質を評価する基準は，その脳波形にあり，その周期により，脳内ではその活動制御（休止）領域が異なってくる．脳全域が完全に活動停止になれば，生命体は維持できないので，周期的に活動休止する脳領域が決まっており，プログラム化されている．一方で，生命体の維持に必要な持続的な活動，例えば呼吸などを制御する脳領域は休むことができないため，機能回復のための休息やエネルギー補給は，複雑な脳内の総合連環で補給せざるを得ないと考えられている．

　こうした背景から，良質な睡眠が脳機能の健全化に必要不可欠である一方，睡眠障害が脳機能障害や器質障害を生みだす主因となる．逆に，糖尿病，認知症，高血圧などをはじめ，様々な疾患が，睡眠障害を結果的に生みだすことも多い．

Chapter 2-1 コラム

睡眠のもつ意義

　睡眠は，いったい何のために必要なのだろうか？個人差はあるものの，ヒトは一生のうち，約1/3の時間は睡眠をとっていると考え総計すると，30年近くはただ，寝ているだけである．この睡眠時に体内・脳では一体何が起きているのだろう？呼吸中枢や血管運動中枢などを含む領域は，生きるために必要な脳領域であるため，絶えず活動を続けるが，多くの脳領域は，REMおよびNREM睡眠の周期中のどこかの段階で，交互に活動を休止していると考えられる．実際に，理性や判断に関与する前頭前野などの活動は，REM睡眠時に抑制されるため，辻褄が合わない夢を見ると考えられている．おそらく，この周期的な休止活動時に，細胞や組織の回復・修復が行われていると考えるのが妥当であろう．興味深いことに，断眠を数日行うと思考力が低下し，また感情を抑えられなくなって怒りの閾値が低くなるが，さらに断眠を続けると，幻覚や妄想が起こり，病的な精神状態になる．このことからも，脳機能の回復のためには，良質な睡眠が不可欠であると考えられる．

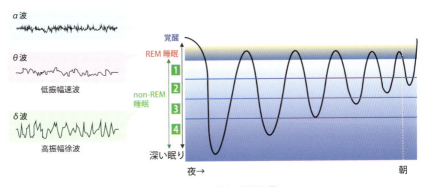

図 2-1 脳波計と睡眠周期

　睡眠を理解するためには，脳波形とその周期（睡眠周期）を理解する必要がある．一般に睡眠周期は脳波発現パターンの異なる rapid eye movement（REM：レム）睡眠と non-REM（NREM：ノンレム）睡眠の2つの睡眠を交互に繰り返すことが知られている．レム睡眠では低振幅速波である θ 波が，一方，ノンレム睡眠では高振幅徐波である δ 波が主体となることが知られている．ノンレム睡眠は睡眠深度から4相に分けられ，睡眠が深くなるにつれ，δ 波に支配されるようになる．このように，脳波を測定することによって，睡眠のステージを判定することができるため，臨床では睡眠を評価するために脳波および筋電図測定が用いられている．

　覚醒と睡眠は，交互にバランスをとっている．言い換えれば，覚醒が弱まれば，睡眠傾向になり，睡眠から覚めれば，まさにそれは覚醒である．こうした脳の応答は，"五感"などの求心性の刺激が上行性賦活系を活性化させ，視床や大脳皮質に刺激を送り込んで，活性化レベルを調整することに呼応する．このような意識水準の調整は，外界からの伝達刺激の強弱だけではなく，内因性の睡眠-覚醒調節機構によって制御されている．

　視床下部には，睡眠中枢と覚醒中枢とよばれる領域が存在し，体内時計を制御する時計中枢である視交叉上核とともに，視床下部内で睡眠-覚醒パターンを制御していると考えられている．覚醒の神経伝達物質としてグルタミン酸，ヒスタミン，オレキシンなどが，一方，睡眠の神経伝

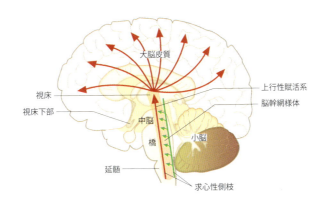

図 2-2 上行性賦活系と覚醒

達物質としてγ-アミノ酪酸（GABA）が想定されている．また，視床下部領域は大脳皮質領域とネットワーク連携していることから，睡眠-覚醒パターンは大脳皮質領域からも制御を受けている．

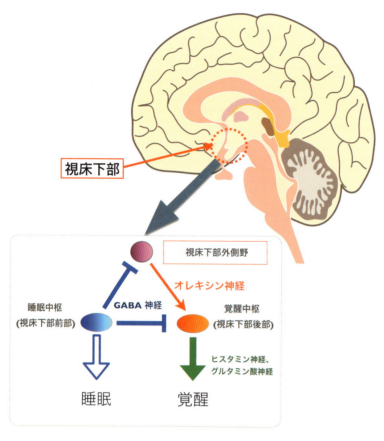

図2-3　睡眠中枢と覚醒中枢

2-2　ベンゾジアゼピン系・非ベンゾジアゼピン系催眠薬

抑制性の神経伝達物質であるGABAはグルタミン酸脱炭酸酵素（GAD）によりグルタミン酸より生合成される．生合成されたGABAは，シナプス小胞に蓄えられ，脱分極性刺激によりシナプス間隙に遊離され，チャネル内臓型のGABA$_A$受容体およびG$_i$共役型のGABA$_B$受容体を刺激する．シナプス間隙に遊離されたGABAは，GABA受容体に結合した後，グリア細胞であるアストロサイトおよび神経細胞に取り込まれて分解する．5つのサブユニット（2つのα，2つのβ，1つのγサブユニット）から構成されるヘテロ五量体構造のGABA$_A$受容体は，Cl$^-$チャネル複合体を形成する．神経終末より放出されたGABAは，このGABA$_A$受容体のαとβサブユニットの境界部に結合することで，Cl$^-$チャネルを開口し，Cl$^-$透過性を亢進させて過分極を起こして，抑制性の神経伝達を誘発する．

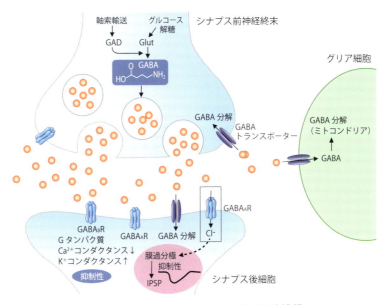

図 2-4 GABA とその伝達機構

一方，ベンゾジアゼピン系催眠薬は，$GABA_A$ 受容体の α と γ サブユニット結合部位に結合し，直接 Cl^- チャネルを開口する作用をもたず，GABA の $GABA_A$ 受容体への結合を増強させることで催眠効果を誘導する．

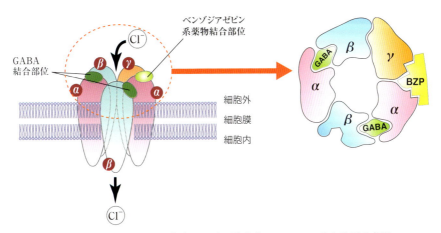

図 2-5 GABA とベンゾジアゼピン系薬物の $GABA_A$ 受容体結合部位

催眠薬は，入眠時間を短縮させ，入眠後の覚醒回数を減少させ，睡眠時間を延長させる目的で使われるが，レム睡眠やノンレム睡眠の増強を過度に誘引したり，睡眠周期を変動させると，良質な睡眠が得られず，催眠薬服用後の反跳性不眠に陥りやすいので，そのような効果がない，自然な眠りを誘引する薬剤が望ましい．

ベンゾジアゼピン系薬物使用以前に用いられていたバルビツール酸系催眠薬は，$GABA_A$ 受容

体のβサブユニットに結合部位をもち，直接Cl⁻チャネルを開口する作用を有するために，強い薬理効果があらわれる反面，依存形成能が強く，副作用が重篤であった．

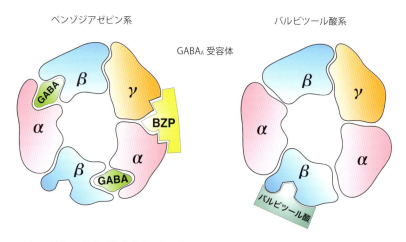

図2-6　ベンゾジアゼピン系薬物とバルビツール酸系薬物のGABA_A受容体結合部位の比較

　一方，ベンゾジアゼピン系催眠薬は，直接Cl⁻チャネルを開口する作用をもたず，間接的で，緩やかな作用を示すため，レム睡眠やノンレム睡眠に大きな影響を及ぼさず，睡眠周期にも影響を与えない，安全性が高い催眠薬であると考えられてきた．こうした背景から，ベンゾジアゼピン系催眠薬は頻用されるようになっていった．さらに，ベンゾジアゼピン系催眠薬は，低用量では抗不安作用，中用量では筋弛緩や抗けいれん作用，そして高用量では催眠作用と，用量に依存した薬理学的効果を示す特徴を有するため，その幅広い臨床スペクトルから，国内においてはかなり重用されてきた．

　このように，わが国ではベンゾジアゼピン系催眠薬の有用性は高く評価され，また"安全神話"が強く支持されてきたことから，当初は，服用の際の副作用に対する意識は高くなく，長期

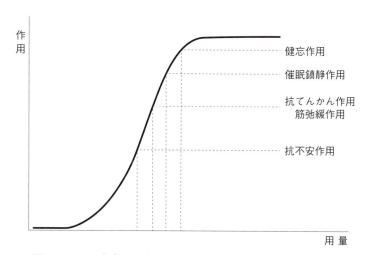

図2-7　ベンゾジアゼピン系薬物による薬理学的用量反応曲線

間服用やオーバードーズ服用時にのみ過度の鎮静や前向性健忘を引き起こすと認識されていた程度であった．しかしながら，使用経験が積まれるとともに，常用量で依存性を示すことが明らかとなり，また，頻回使用による認知機能低下も否定できなくなってきたため，昨今ではベンゾジアゼピン系催眠薬の使用には，慎重さが求められるようになってきている．一方，高齢者による夜間転倒など，スペクトルが広い薬理学的特徴がかえって仇になる事故も増えてきたため，催眠作用のみを有する薬剤の開発が望まれるようになった．こうしたニーズのなか，$GABA_A$受容体のαとγサブユニット結合部位に結合能をもち，さらにはαサブユニットのなかでも前脳部位にその分布が高く，筋弛緩作用を仲介しないα_1サブユニットを含む$GABA_A$受容体に高い結合親和性を有する非ベンゾジアゼピン系（ベンゾジアゼピン骨格を有さない）催眠薬が登場した．このような非ベンゾジアゼピン系催眠薬の開発により，これまで量的に分離されていたベンゾジアゼピン系催眠薬による催眠作用だけの抽出が可能となった．以来，臨床ではこうした非ベンゾジアゼピン系催眠薬が臨床における主役となっている．

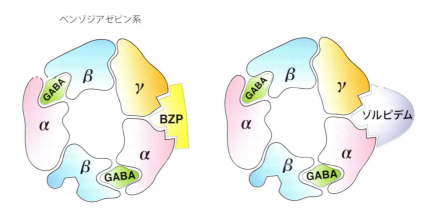

図2-8　非ベンゾジアゼピン系薬物であるゾルピデムの$GABA_A$受容体結合部位

● 2-2-1　おもな超短時間作用型催眠薬

　ベンゾジアゼピン系催眠薬および非ベンゾジアゼピン系催眠薬のなかで，最も臨床ニーズが高いのは，速効性が期待される超短時間および短時間作用型催眠薬である．特に，入眠障害では，超短時間作用型催眠薬の使用頻度が高い．

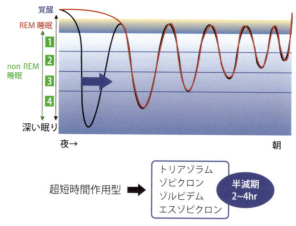

図 2-9 入眠障害と治療薬

(1) トリアゾラム

ベンゾジアゼピン系の超短時間作用型催眠薬である．REM 睡眠期を軽度に減少させてしまう効果があるものの，吸収が早く，効果発現が速やかで強力である．一方，翌朝への持ち越し効果はあまりないとされているが，高力価で，かつ半減期が短いため，反跳性不眠を起こしやすい．活性代謝物がある．

(2) 酒石酸ゾルピデム

酒石酸ゾルピデムは，α_1 サブユニットを含む $GABA_A$ 受容体に高い結合親和性を有する非ベンゾジアゼピン系の超短時間作用型催眠薬である．脱力や転倒などの副作用が少なく，REM 睡眠期には変化を与えず，服薬中止後も反跳的な増加はない．

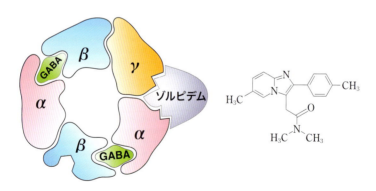

図 2-10　ゾルピデムの $GABA_A$ 受容体結合部位

現在，臨床でも最も汎用されている催眠導入薬である．口腔内崩壊錠やフィルム錠がある．活性代謝物はない．

(3) ゾピクロン

非ベンゾジアゼピン系の超短時間作用型催眠薬である．苦みがある．活性代謝物はない．

(4) エスゾピクロン

エスゾピクロンは，ラセミ体のゾピクロンを光学分割して得られたS体である．薬理活性の大部分はS体によるものなので，従来のゾピクロンの半量で同等の効果が得られる．

Chapter 2-2　コラム

超短時間作用型催眠薬の比較

　超短時間作用型の催眠薬は，投薬後，速やかに催眠を誘引する．ゾルピデムはα_1サブユニット依存型の非ベンゾジアゼピン系$GABA_A$受容体作動薬であるため，α_5サブユニットなどのほかのサブユニット依存性の抗不安作用や筋弛緩作用をほとんど示すことなく，催眠作用だけを発揮する．α_1サブユニット選択性は，α_5サブユニットに対して200倍強ともいわれている．一方，ゾピクロン，エスゾピクロンおよびベンゾジアゼピン系のトリアゾラムは，ほとんどのαサブユニットに同等の選択性を示す（サブユニット非選択性）．これら4種の超短時間作用型催眠薬のなかでは，トリアゾラムの$GABA_A$受容体への親和性が最も高く（ほかに比べ50倍ほど高い），作用は最強であると考えられている．

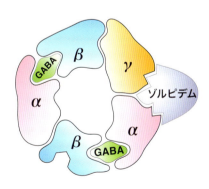

● 2-2-2 おもな短時間作用型催眠薬

短時間作用型催眠薬は，入眠障害にも適応されるが，血中半減期（6〜10時間）から，早朝覚醒型の睡眠障害に有効である．

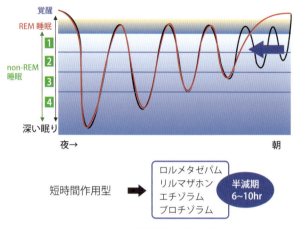

図 2-11　早期覚醒と治療薬

(1) エチゾラム

チエノジアゼピン系の骨格をもつ催眠薬である．広義では，ベンゾジアゼピン系に分類される．緊張緩和作用が比較的強く，催眠薬としても使用されるほか，不安症，心身症や腰痛症，頸椎症，筋収縮性頭痛，抑うつなど，幅広い治療スペクトルを有するため，頻用される．活性代謝物がある．

(2) ブロチゾラム

エチゾラム同様，チエノジアゼピン系の骨格をもつ催眠薬であり，ベンゾジアゼピン系に分類される．効果発現が15〜30分と速やかであり，入眠障害に対しても有効である．作用持続時間が7〜8時間であり，翌朝への持ち越し効果は少ない．また，弱い抗コリン作用があるため，緑内障の患者には禁忌である．口腔内崩壊錠がある．

(3) ミダゾラム

ベンゾジアゼピン系催眠薬である．血圧低下があまりみられないため，心臓手術の導入薬（静注）として使用される．また，麻酔前投薬（筋注）や鎮静を目的として汎用されている．

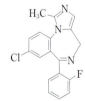

● 2-2-3 おもな中間〜長時間作用型催眠薬

中途覚醒や熟眠障害には，中間型および長時間作用型催眠薬が使用される．こうした薬剤は血中半減期がかなり長いので，熟練した，専門性の高い医師や薬剤師による服薬指導が必要不可欠

となる．

ニトラゼパムは，日本で最初のベンゾジアゼピン系催眠薬である．フルニトラゼパムはニトラゼパムよりも強力な催眠作用を示す．一方，クアゼパムは，α_1サブユニットを含むGABA$_A$受容体に高い結合親和性を有する非ベンゾジアゼピン系催眠薬であり，酒石酸ゾルピデムと同様に，脱力や転倒が少ない．

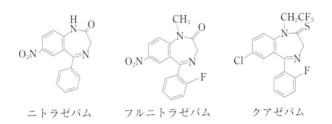

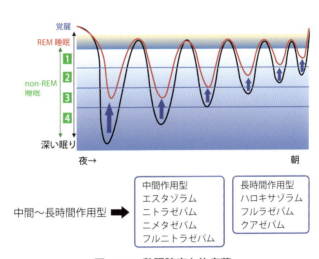

図 2-12　熟眠障害と治療薬

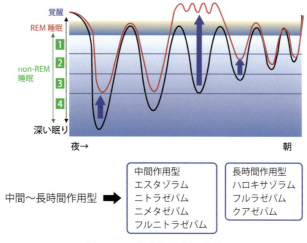

図 2-13 中途覚醒と治療薬

● 2-2-4 ベンゾジアゼピン受容体拮抗薬
(1) フルマゼニル

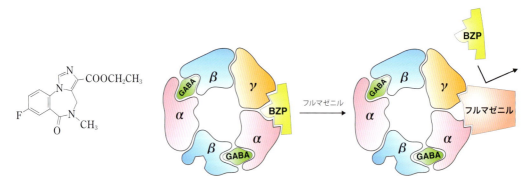

図 2-14 フルマゼニルによるベンゾジアゼピン系薬物の薬理効果の拮抗機序

　ベンゾジアゼピン系薬剤（非ベンゾジアゼピン系であるゾルピデム，ゾピクロン，エスゾピクロン，エチゾラムなど $GABA_A$ 受容体 α および γ サブユニット間に結合するほかの薬剤も含む）による鎮静の解除および呼吸抑制の改善の目的で使用される．フルマゼニルはベンゾジアゼピン系薬剤の結合部位に結合し，ベンゾジアゼピン類の生物学的作用に拮抗するが，フルマゼニル自身は内因性 GABA の結合には影響を与えないため，生理的作用をほとんど示さないと考えられている．

表 2-1　ベンゾジアゼピン系・非ベンゾジアゼピン系催眠薬の分類

作用時間による分類	一般名	代表的な商品名	半減期
超短時間作用型	トリアゾラム	ハルシオン®	2〜4 hr
	ゾピクロン	アモバン®	4
	ゾルピデム	マイスリー®	3
	エスゾピクロン	ルネスタ®	5
短時間作用型	ロルメタゼパム	ロラメット®, エバミール®	10
	リルマザホン	リスミー®	10
	ミダゾラム	ドルミカム®	—
	エチゾラム	デパス®	6
	ブロチゾラム	レンドルミン®	7
中間作用型	エスタゾラム	ユーロジン®	24
	ニトラゼパム	ベンザリン®, ネルボン®	28
	フルニトラゼパム	サイレース®	
長時間作用型	ハロキサゾラム	ソメリン®	85
	フルラゼパム	ダルメート®	65
	クアゼパム	ドラール®	36

*すべての薬剤のなかで, ロルメタゼパムは腎, 肝障害がある患者に推奨される.
青枠：非ベンゾジアゼピン系　　赤枠：チエノジアゼピン系

2-3　バルビツール酸系催眠薬

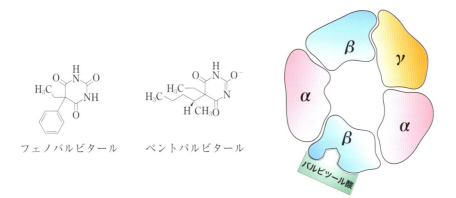

図 2-15　バルビツール酸系薬物のGABA$_A$受容体結合部位

　バルビツール酸系催眠薬は, GABA$_A$受容体のβサブユニットに結合部位をもち, 直接Cl$^-$チャネルを開口する作用を有するために, 強い作用があらわれる反面, 依存形成能が強く, 副作用が重篤である. そのため, ベンゾジアゼピンおよび非ベンゾジアゼピン系催眠薬で効果が不十分な場合, あるいはそれらの薬剤に過敏性を示す場合に使用する.
　疾患時に脳内GABA濃度が低下するような状況下では, いくらベンゾジアゼピンおよび非ベン

ゾジアゼピン系催眠薬を増量しても，効果は期待できないが，GABA非依存的に直接 Cl⁻チャネルを開口する作用を有するバルビツール酸系催眠薬は，こうした疾患状態下においても，十分な薬理効果を発揮すると考えられる．バルビツール酸系催眠薬には，フェノバルビタール，チオペンタール，ペントバルビタールなどがある．

2-4　その他の催眠薬および鎮静薬

　ベンゾジアゼピンおよび非ベンゾジアゼピン系催眠薬で効果が不十分な場合，メラトニン受容体作動薬であるラメルテオンや，オレキシン受容体拮抗薬であるスボレキサントが使用される．こうした薬剤は，ベンゾジアゼピン系催眠薬のように，服用後に速やかに強い眠気を引き起こすような作用は期待されないが，元来，催眠薬に求められる"自然の眠り"を誘導する催眠薬として注目されている．

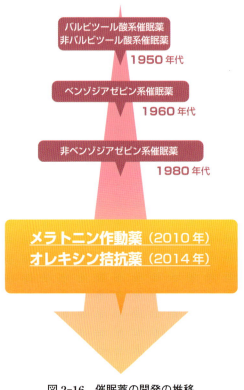

図 2-16　催眠薬の開発の推移

(1) ラメルテオン

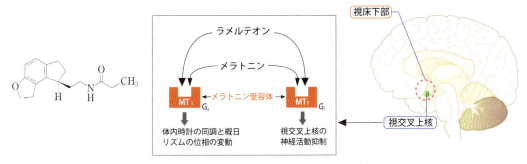

図 2-17　ラメルテオンの催眠作用発現機序

　ラメルテオンは，視交叉上核に存在するメラトニン MT_1 および MT_2 受容体に高い親和性を有する選択的なメラトニン受容体作動薬である．ベンゾジアゼピン系催眠薬とは異なり，主として体内時計を正常な形に同調することで睡眠を導入するため，ベンゾジアゼピン系薬剤特有の健忘，ふらつき（筋弛緩），常用量依存といった副作用は呈さないと考えられている．また，メラトニン受容体刺激は，睡眠障害の改善とともに，抗酸化作用や抗神経炎症作用を示すことが報告されていることから，認知障害，抑うつなどの気分障害に対する改善効果も期待される．

(2) **スボレキサント**

　スボレキサントは，覚醒に関与するオレキシンの選択的な受容体拮抗薬である．オレキシンは，神経ペプチドとして視床下部外側野において産生され，覚醒をはじめ，食欲や意欲，快楽などの脳内報酬系の活動調節に関与する．一方，重度の情動脱力発作が認められ，日中に反復する居眠りを症状とする過眠症であるナルコレプシーの患者では，オレキシンの異常低下が認められる．スボレキサントは，選択的オレキシン受容体拮抗薬（オレキシン 1,2 受容体拮抗薬）として，自然な眠りを誘導する一方，ベンゾジアゼピン系薬剤特有の健忘，ふらつき（筋弛緩），常用量依存といった副作用は呈さないと考えられている．

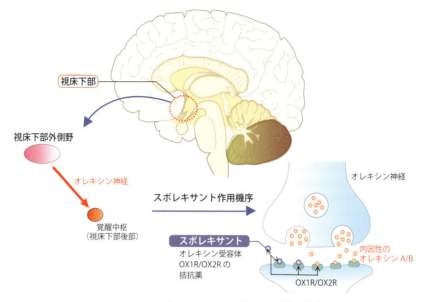

図 2-18　スボレキサントの催眠作用発現機序

(3) 抗ヒスタミン薬・抗うつ薬

ジフェンヒドラミンなどのような抗アレルギー薬や，抗うつ薬であるトラゾドンやミルタザピンは，覚醒に関与するヒスタミンの効果を遮断するヒスタミン H_1 受容体拮抗作用をもつために，睡眠効果をもたらす．かぜ症状である鼻水止めとして総合感冒薬の成分に抗ヒスタミン薬が配合されていることが多いので，服用すると眠気を感じる．一般に抗ヒスタミン薬は，強い鎮静感や残遺眠気が報告されており，過量投与に注意が必要である．一方，トラゾドンやミルタザピンは，このほか，セロトニン 5-HT_2 拮抗作用などが相乗的に催眠効果をもたらしている可能性も示唆されている．トラゾドンやミルタザピンは，欧米ではうつ状態における睡眠障害の改善を目的として汎用されている．

(4) 非バルビツール酸系催眠薬

ブロムワレリル尿素は，血中で Br^- を Cl^- と置換し，脳脊髄中へ移行し，中枢抑制作用を示すと考えられている．

2-5　全身麻酔・バランス麻酔

全身麻酔は，スムーズな手術のために意識レベルを"化学的"に下げることを手続きとする．上行性賦活系を人工的に制御し，意識消失を促す点は，催眠薬による睡眠誘発の手続きと接点もあるが，安全な手術と良好な予後に導くためには，手術に耐えうる十分な意識消失，手術の妨げにならないための反射の遮断と筋弛緩，さらには鎮痛という4要素が必須となる．こうした手続きを1剤でまかなうことは困難であり，通常は全身麻酔薬のほかに，筋弛緩薬と鎮痛薬を使用す

る，"バランス"麻酔が行われる．全身麻酔とは，全身管理を意味することであり，手術を通して変動する患者の状態（循環器動態など）を把握しながら進めていく手続きである．一方，全身麻酔薬などによる意識消失は，催眠薬により自然の睡眠を目指すベクトルとは異なるということを，理解しておかなくてはならない．

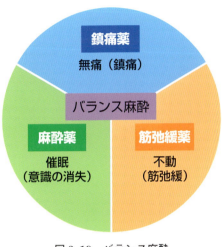

図2-19　バランス麻酔

2-6　全身麻酔薬

　全身麻酔の手続きのなかで，意識消失，反射の遮断，筋弛緩，鎮痛という4要素のうち，意識消失，反射の遮断をおもに担当するのが全身麻酔薬である．全身麻酔薬による麻酔深度の調節には，常に細心の注意が払われる．いうまでもなく，現代手術において，術中に突然の覚醒を誘引することは極めて避けるべき事象であるため，麻酔深度のパラメータの把握は，非常に重要である．

　全身麻酔薬は，"不規則な抑制"といわれる．大脳→間脳→中脳→橋→脊髄→延髄の順で麻痺を誘導できるため，手術麻酔においては，延髄麻痺を起こさないレベルまでで麻酔深度を維持することや，抑制性神経の抑制によって生じる一過性の発揚期をなるべく速やかに通過させることが鍵となる．一方，モルヒネなどは，大脳→間脳→中脳→橋→延髄→脊髄の順で規則的に麻痺を誘導していくため，麻酔薬には適さない．

表 2-2　全身麻酔の麻酔深度

	麻酔前	誘導期 (無痛期) I	発揚期 II	手術適応期 III				延髄 麻痺期 IV
				第1期	第2期	第3期	第4期	
呼吸 (腹式)	正常	正常	不規則な呼吸 過呼吸			規則的な 呼吸	呼吸抑制 傾向	呼吸停止
血圧	正常	血圧上昇 傾向	血圧上昇	血圧 不安定	血圧 安定化	血圧安定 穏やかな 脈拍	血圧下降	著しい 血圧下降 血圧測定 不能
脈拍	正常	正常	頻脈	やや不規 則な脈拍	規則的な 脈拍	脈拍安定 穏やかな 脈拍		脈停止
瞳孔	正常	正常	散瞳	縮瞳傾向	縮瞳傾向	正常	正常	散瞳
眼球運動	自由	自由	激しい 眼球運動	眼球運動 促進	停止	停止	停止	停止
筋緊張	正常	正常	著しい筋緊張	軽度の 筋弛緩	中程度の 筋弛緩	高度の 筋弛緩	著しい 筋弛緩	著しい 筋弛緩
症状		痛覚消失	意識消失，み かけ上の興奮 (脱抑制)		脊髄反射消失，骨格筋 弛緩			

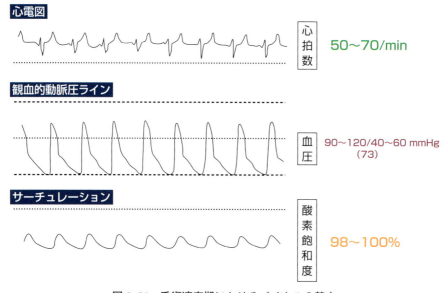

図 2-20　手術適応期におけるバイタルの基本

　全身麻酔薬は，吸入麻酔薬と静脈麻酔薬に大別される（表2-3）．さらに，吸入麻酔薬には常温で気体のガス麻酔薬と常温で液体の揮発性麻酔薬がある．吸入麻酔薬は，吸入濃度や吸入時間に伴った血中濃度を変動させることで，麻酔の深度や持続時間を容易に調節できるが，麻酔導入にやや時間がかかるため，麻酔の維持に適している．一方，静脈麻酔薬は，発揚期を経ずに手術

期に移行できるため，導入に適しているが，麻酔深度の調節が難しい．

麻酔の導入速度や覚醒速度は，呼気と血液における溶解度を基準とした血液/ガス分配係数で規定される．この値が小さいほど，麻酔薬の導入・覚醒は早い．これに対して麻酔強度は，最小肺胞濃度（MAC）で示されるが，この値が小さいほど，麻酔作用は強い．

表 2-3　全身麻酔薬

吸入麻酔薬	ガス麻酔薬	亜酸化窒素（笑気）
	揮発性麻酔薬	エンフルラン，イソフルラン，セボフルラン，デスフルラン
静脈麻酔薬	バルビツール酸系	チオペンタール，チアミラール
	ベンゾジアゼピン系	ミダゾラム
	その他	ケタミン，プロポフォール

● 2-6-1　おもな吸入麻酔薬

(1) 亜酸化窒素

笑気ともよばれるガス麻酔薬である．麻酔導入・覚醒は速やかで，鎮痛作用は強力だが，麻酔作用が弱い．呼気中酸素濃度を常に20％以上に保つ必要がある．

$N^- = N^+ = O$

(2) セボフルラン

揮発性の吸入麻酔薬であるセボフルランは組織への溶解度が小さいので，麻酔導入は迅速で，投与濃度の変更に伴い麻酔深度を容易に調整でき，投与を中止すると比較的早期に覚醒する．また，筋弛緩作用ももちあわせていることから，外科手術の麻酔に用いられることが多い．さらには，気道刺激性がないため，吸入による導入にも適している．セボフルランは，細胞膜構造を変化させたり，K^+チャネルあるいはCl^-チャネル複合体型受容体に作用して過分極を誘導することで，薬理作用を発現すると考えられているが，実際は，その作用発現機序ははっきりしていない．一方，弱いながらも鎮痛作用も示すと考えられている．セボフルランは心筋のカテコールアミン感受性増大作用はあまり強くないことから，不整脈を起こすことは少ないが，まれに肝障害や，悪性高熱を誘導する．

(3) デスフルラン

デスフルランは，炭素と結合力の強いフッ素のみの化学構造を有するため（イソフルランはClを有する），生体内で優れた安定性を示すことから，麻酔の維持に適している．各組織の組織/血液分配係数は，きわめて小さい値を示すため，速い麻酔導入・覚醒を得ることができるが，気道刺激性があるため，導入にはあまり使用されない．弱いながらも鎮痛効果があると考えられている．

● 2-6-2　おもな静脈麻酔薬

(1) プロポフォール

　プロポフォールは，速い麻酔導入・覚醒を得ることができ，吐気や残存効果が少ないので，非常に広範囲に使われている超短時間作用型の静脈麻酔薬である．また，肝臓で速やかに代謝されることから，体内蓄積を起こさないため，全静脈麻酔（TIVA）に用いられる．プロポフォールは，GABA$_A$ 受容体の β サブユニットに作用し，麻酔効果を発現すると考えられている．また，ATP 依存性 K$^+$ チャネルを直接抑制することも報告されているが，鎮痛作用は，ほとんどない．一方，TRP（transient receptor potential）イオンチャネルスーパーファミリーに属するカプサイシン受容体である TRPV1 刺激作用などを示すため，これがプロポフォール注入時に生じる血管痛の主因ではないかと考えられている．このほかの特徴としては，血管拡張作用を有すること，循環動態は安定していること，代謝性アシドーシスがほとんどないこと，血糖値も上がりにくいこと，などがあげられる．

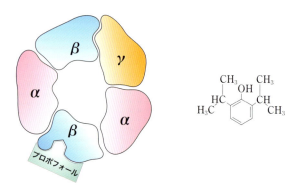

図 2-21　プロポフォールの GABA$_A$ 受容体結合部位

(2) ケタミン

　ケタミンは，NMDA 受容体非競合的拮抗作用を有する静脈麻酔薬である．大脳皮質や視床の活動を抑制し，強い鎮痛作用を示すため，吸入麻酔の導入としての有用性は高い．一方，大脳辺縁系の活動を活性化するため，解離性麻酔薬（覚醒はしているが，意識レベルが低い麻酔薬）として位置づけられ，麻酔からの回復期に悪夢を見たり，錯乱を引き起こす場合がある．こうした背景より，現在は，麻薬指定となっている．一方，長期的な安全性に関してはまだ不明ではあるものの，治療抵抗性うつ病に対する効果が注目されている．

(3) デクスメデトミジン

　デクスメデトミジンは，アドレナリン α_{2A} 受容体作動性の静脈鎮静薬である（広義では静脈麻酔薬としても分類される）．非挿管での手術時に局所麻酔薬と併用したり，集中治療下で，挿管管理のときの鎮静薬としておもに使用される．また，鎮痛作用ならびに抗不安作用を示す．デクスメデトミジンは，刺激がないときには用量依存的に鎮静を誘導し，高振幅徐波を誘引するが，刺激により，鮮明に覚醒し，高度な中枢神経機能も回復する．

Chapter 2-3　コラム

バランス麻酔の有用性

　以前は，全身麻酔時に吸入麻酔薬のみで手術が行われることが多く，手術中のストレス反応，術後の疼痛といったことには，あまり注意が向けられていなかった．現在ではバランス麻酔の考えのもと，数種類の薬剤を使用することによって，手術中の全身麻酔管理が行われている．

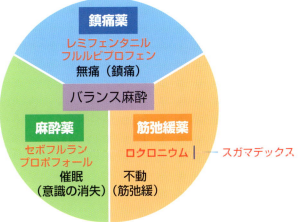

　一般的に，患者が手術室に入室した後，動脈血酸素飽和度モニター・心電図，血圧計が装着され，酸素吸入が行われる．以下にバランス麻酔の1例を示す．点滴をしている側管からレミフェンタニルの持続注入が開始され，体が温かくなってきた時点でプロポフォールが投与される．患者が呼びかけに反応しなくなったら，筋弛緩薬であるロクロニウムが投与され，その後，筋弛緩が誘導されるまでに，2％セボフルランでマスク換気を行う．筋弛緩薬が十分に効いていることを筋弛緩モニターで確認した後，気管内挿管を行い，手術中は1.5％セボフルランとレミフェンタニルで麻酔を維持する．手術が終わりに近づくと，術後疼痛のためにフェンタニルやフルルビプロフェンなどの鎮痛薬を投与し，手術終了時にセボフルランとレミフェンタニルの投与を中止する．最後に物理的にロクロニウムの受容体結合を阻害するスガマデックスを投与し，筋弛緩状態から回復させ，患者が覚醒し，呼吸が安定したことを確認してから，気管内チューブを抜去する．

　以上の例のように全身麻酔薬としてプロポフォールおよびセボフルラン，鎮痛薬としてレミフェンタニル，フェンタニルおよびフルルビプロフェン，さらには筋弛緩薬としてロクロニウムといった，複数の薬剤を使用することによってバランスをとりながら麻酔を行う．硬膜外麻酔や神経ブロックを併用した場合には，局所麻酔薬も追加されることとなる．このように，バランス麻酔は，意識を消失させることによって術中覚醒からPTSD（post traumatic stress disorder）になることを予防し，また十分な筋弛緩によって手術を容易にし，さらには，十分な鎮痛を行うことで，ストレスホルモンの遊離抑制や術後痛の慢性化を防ぐ．

2-7　鎮痛薬

　痛みは，組織損傷や組織の過剰な刺激・応答によってもたらされる不快な感覚を伴った生体警告反応である．痛みは，機序別に侵害受容性疼痛（関節痛，内臓痛など），神経障害性疼痛（術後痛，糖尿病性ニューロパチー，帯状疱疹後神経痛など），心理社会的疼痛に大別されるが，それらの"警告"が常に生体に必要なものかどうかは判断できないこともあり，必要以上の応答となるとき，痛み自体が疾患となる．また，痛みの持続期間により，急性疼痛と慢性疼痛として分類されることもあるが慢性化すると混合性疼痛となることが多い．

● 2-7-1　痛みの分類
（1）侵害受容性疼痛
・炎症や組織損傷により生じた発痛物質が末梢の侵害受容器を持続的に刺激することにより生じる

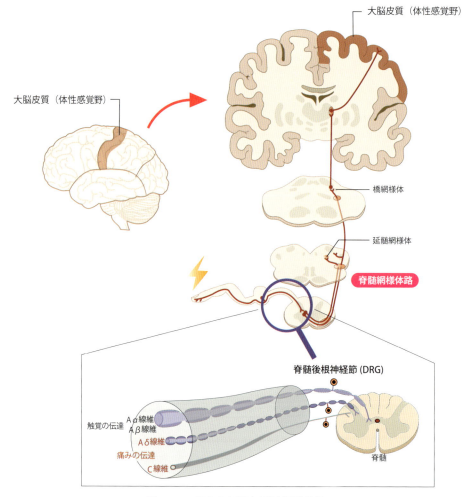

図 2-22　痛みの伝達と脊髄網様体路

・内臓がんの痛み
・がんの皮膚転移

(2) 神経障害性疼痛
・神経の損傷やその機能異常が原因となる痛み，あるいはその修復があっても残存・増幅する痛み．
・がんの神経浸潤，神経圧迫，神経損傷，神経変性の痛み

(3) 心理社会的疼痛
　侵害受容性疼痛と神経障害性疼痛に分類されず，痛みの表現に対する心理学的・情動的要素の影響が強い痛みを心理社会的疼痛とよぶ．これは，脳の認知の異常により生じる痛みとも考えられている．以前は，心因性疼痛とよばれていたが，品質的要因も関与するため，2018年に発表された慢性疼痛治療ガイドラインにおいて，「心理社会的疼痛」と定義されている（引用：慢性疼痛治療ガイドライン，真興交易（株）医書出版部，p16-18）．
　痛みは，一般に上行性痛覚伝導路（一次知覚神経→脊髄後角→脳）で伝達され，痛みとして感知/認知される．

● 2-7-2　痛みの発現機序
① 末梢侵害刺激が一次知覚神経上の侵害受容器によって受容される．一次知覚神経の神経線維のうち，Aδ線維（有髄神経）は即時痛の発現に，一方，C線維（無髄神経）は遅延痛の発現に関与する．

② 一次知覚神経の活性化に伴い，中枢の入り口である脊髄にシグナルが伝達され，脊髄後角の二次知覚神経の活動変容が起こる．

③ 脊髄後角から様々な脳の中継核に投射する上行性の二次知覚神経は，最終的に大脳皮質へと痛覚情報を伝達し，痛みとして感知/認知される．

● 2-7-3　内因性オピオイドペプチドとオピオイド受容体
　オピオイド受容体は，μ-オピオイド受容体，δ-オピオイド受容体およびκ-オピオイド受容体に大別される．いずれもG_i共役型受容体である．一般にオピオイド受容体刺激により，K^+チャネルは開口し，Ca^{2+}流入の低下を伴って，神経活動を抑制する．内因性オピオイドとして，現在までに20種類以上のオピオイド様ペプチドが確認されており，それらは主としてエンドルフィン系，エンケファリン系およびダイノルフィン系に分類され，それぞれμ-，δ-およびκ-オピオイド受容体の内因性リガンドとして位置づけられている．

表 2-4 オピオイド受容体タイプの特徴

	μ-受容体	δ-受容体	κ-受容体
内因性リガンド	β-Endorphin Endomorphines	[Leu]-enkephalin	Dynorphin
作動薬	モルヒネ，フェンタニル，オキシコドン，タペンタドール，ヒドロモルフォン，トラマドール，メサドン	[Leu]-enkephalin	ペンタゾシン，ブプレノルフィン，ナルフラフィン
選択的作動薬	DAMGO	DPDPE	U-50,488H
選択的拮抗薬	β-FAN，CTOP	NTI	nor-BNI
生理機能	鎮痛，鎮静，呼吸抑制，多幸感，依存形成，抗利尿，鎮咳，消化管運動抑制	鎮痛，鎮静，多幸感，消化管運動抑制	鎮痛，嫌悪感，鎮静，利尿
脳内分布	大脳皮質，線条体，視床，扁桃体，青斑核，孤束核，黒質など	大脳皮質，線条体，側坐核，中脳など	線条体，側坐核，孤束核，視床下部など

● 2-7-4　μ-オピオイド受容体作動薬の鎮痛効果発現機序

① 脊髄後角に存在する μ-オピオイド受容体を介して，一次知覚神経からの痛覚伝達を直接抑制する（前膜抑制・後膜抑制）．

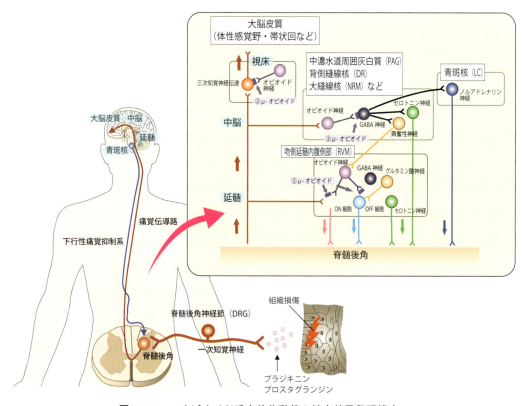

図 2-23　μ-オピオイド受容体作動薬の鎮痛効果発現機序

② 中脳，後脳領域に存在する μ-オピオイド受容体を介して，下行性疼痛抑制系であるセロトニンおよびノルアドレナリン神経系を賦活し，脊髄後角で痛覚伝達を間接的に制御する．

③ 視床・大脳皮質に存在する μ-オピオイド受容体を介して，二次・三次知覚神経の痛覚伝達を直接抑制し，脳内において痛み関連応答を直接的に制御する．

● 2-7-5　WHO 方式がん疼痛治療法

WHO 方式がん疼痛治療法における「鎮痛薬の使用法」は，治療にあたって守るべき「鎮痛薬使用の5原則」と痛みの強さによる鎮痛薬の選択ならびに鎮痛薬の段階的な使用法を示した「三段階除痛（鎮痛）ラダー」から成り立っている．

表 2-5　鎮痛薬使用の5原則

経口的に（by mouth）
時刻を決めて規則正しく（by the clock）
除痛ラダーにそって効力の順に（by the ladder）
患者ごとの個別的な量で（for the individual）
その上で細かい配慮を（with attention to detail）

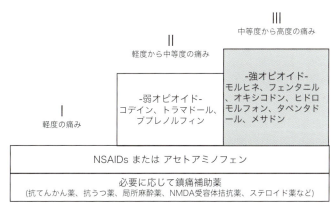

図 2-24　WHO 方式三段階除痛ラダー

(1) 麻薬性鎮痛薬

麻薬性鎮痛薬は，医療用麻薬ともよばれ，そのほとんどは μ-オピオイド受容体作動薬である．μ-オピオイド受容体作動薬は，おもに中枢の μ-オピオイド受容体を介し，強力な鎮痛作用と鎮咳作用を示す．一方，おもな副作用として，嘔気・嘔吐（延髄 CTZ におけるドパミン遊離を介したドパミン D_2 受容体刺激による），便秘（腸管神経叢からのアセチルコリン遊離抑制，腸管壁からのセロトニン遊離促進作用による），眠気・傾眠（中枢抑制による）があげられる．嘔吐

には，ドパミン D_2 受容体拮抗薬であるプロクロルペラジンや，ムスカリン M_1 受容体拮抗作用をもつオランザピンなどが予防薬，治療薬として有効である．一方，便秘には，ラクツロース，酸化マグネシウム，センノシド，ピコスルファートなどの緩下剤のほか，末梢性オピオイド受容体拮抗薬であるナルデメジンが予防薬，治療薬として使われる．眠気は，呼吸抑制の前兆症状とも考えられているが，この対処には漸減やほかの強オピオイドへの変更処方であるオピオイドスイッチングが基本であり，オピオイド受容体拮抗薬であるナロキソンが使用されることはほとんどない．

このほかに，μ-オピオイド受容体作動薬は，縮瞳作用（中脳の動眼神経核の刺激による），胆汁分泌抑制作用（Oddi 括約筋収縮による），尿閉（膀胱括約筋収縮による），かゆみ，呼吸抑制（チェーンストーク型呼吸）など，多彩な薬理作用（一部は毒性作用）を発現する．呼吸抑制には，解毒薬であるナロキソンが使用される場合がある．一方，健常人に μ-オピオイド受容体作動薬を投与すると，精神依存，禁断症状を伴った身体依存，および耐性を引き起こす．しかしながら，がん疼痛をはじめ，強い痛みをもつ患者に μ-オピオイド受容体作動薬を投与しても，精神依存を誘引することは少ない．これには，痛みによる脳内ドパミン神経系の機能低下が一因となっていると考えられている．"モルヒネの誤解"や"モルヒネ使用の躊躇"は，痛みに苦しむ患者を増やすだけであり，医療用麻薬を適正に使用することは，大切な医療行為である．モルヒネをはじめとした医療用麻薬は，安全域が高い薬剤である，ということを忘れてはならない．一方で，痛みが治まっているときに，むやみに医療用麻薬を過量投与すると，幻覚，妄想ならびに依存が誘引される可能性は十分にあるため，常に適正な使用（適正な用量，用法）を心掛けなくてはならない．

① モルヒネ

μ-オピオイド受容体作動薬であるモルヒネは投与経路ならびに剤型の選択肢が多いため，患者の状態に応じて，適切な投与経路を選択できる．経口投与されたモルヒネは，肝初回通過効果を受け，morphine-6-glucronide (M6G) を生成する．M6G は活性代謝物であり，鎮痛作用は強力である．一方，モルヒネを服用している場合は，おもにこの M6G の蓄積から，腎障害の悪化をはじめとした様々な副作用が誘導されると考えられている．

② オキシコドン

オキシコドンは μ-オピオイド受容体作動薬であり，その鎮痛効果はモルヒネとほぼ同程度である．一方，オキシコドンは，代謝の違いにより，モルヒネよりも腎障害による悪影響を受けにくいと考えられている．低用量の徐放性製剤は，強オピオイドの導入薬としての使用頻度も高い．オキシコドンは，肝臓で CYP3A4 により，活性がないノルオキシコドンに代謝される．そのため，CYP3A4 阻害薬物と併用した場合，オキシコドンの副作用が強まる可能性がある．

③ フェンタニル

フェンタニルは，μ-オピオイド受容体に対する選択性が非常に高く，また内活性も強いため，モルヒネよりも約100倍強力な鎮痛効果が得られる．一方，脂溶性が高く，血液脳関門を速やかに通過するため，急激な中枢抑制作用や呼吸抑制に，より注意が必要である．また，貼付剤や口腔粘膜吸収剤などの剤型があり，内服困難な場合でも簡便に利用できる．一般に，モルヒネよりも，悪心・嘔吐が少ない．

④ ヒドロモルフォン

μ-オピオイド受容体作動薬であるヒドロモルフォンは，化学構造においては，モルヒネとわずかに異なるものの，その鎮痛効果は，モルヒネより5～10倍，強力である．一方，近年の研究より，ヒドロモルフォンは，μ-オピオイド受容体の下流シグナル活性化経路に特徴があり，フェンタニルとは質的な違いがあることが明らかになってきた．また，ヒドロモルフォンは，代謝物の活性が非常に低いため，腎臓への影響が少なく，腎機能が低下した患者に対しても使用可能である．

⑤ メサドン

メサドンは，μ-オピオイド受容体に対する強力なアゴニスト作用とN-メチル-D-アスパラギン酸（NMDA）受容体拮抗作用により鎮痛効果を示すと考えられている．ほかの強オピオイドで対処できない痛みがある場合に，メサドンへ切り替えて使用する．薬物動態は個人差が大きく，消失半減期も20～35時間と長い．また，QT延長や呼吸抑制の副作用がある．

⑥ タペンタドール

タペンタドールは，μ-オピオイド受容体作動性とノルアドレナリン再取り込み阻害作用をもちあわせる鎮痛薬である．μ-オピオイド受容体作動活性はほかの強オピオイドに比べやや弱いものの，ノルアドレナリン再取り込み阻害作用をあわせもつため，侵害受容性疼痛だけでなく，神経障害性疼痛への効果も期待されている．一方，モルヒネやオキシコドンに比べて，便秘，悪心・嘔吐などの消化器症状の副作用が少ないことが報告されている．また，腎障害時においても安全に使用できる．さらに，タペンタドールは，CYPによる代謝をほとんど受けないため，薬物相互作用が少ない．

⑦ レミフェンタニル

　レミフェンタニルは，超短時間作用型の選択的 μ-オピオイド受容体作動薬である．作用発現時間が数分と非常に速く，かつ，非特異的エステラーゼにより速やかに代謝されるため，血中半減期も非常に短い．術中に術後鎮痛の目的で使用されることが多い．

⑧ コデイン

　コデイン自体の μ-オピオイド受容体に対する親和性はモルヒネに比べて低く，約 10％が肝臓でモルヒネとなることで，鎮痛作用を発揮する．一方，コデインは強力な鎮咳作用を有する．

(2) 麻薬拮抗薬

① ナロキソン

　比較的選択的な μ-オピオイド受容体拮抗薬である．モルヒネやフェンタニルなどの μ-オピオイド受容体作動薬による呼吸抑制などの急性中毒の解除の目的で使用される．

② ナルデメジン

　ナルデメジンは，オピオイド誘発性便秘症の治療薬として，2017 年に承認された新たな末梢性 μ-オピオイド受容体拮抗薬である．多くのオピオイド鎮痛薬は，中枢の μ-オピオイド受容体に作用し，強い鎮痛効果を示すが，腸管に存在する末梢の μ-オピオイド受容体にも作用することで，強い便秘症状を引き起こす．ナルデメジンは，血液脳関門を通過しにくいので，おもに末梢の μ-オピオイド受容体に結合し，オピオイドの鎮痛作用を減弱させることなく，便秘症状を緩和する．

(3) 非麻薬性鎮痛薬

　ノルアドレナリンおよびセロトニンの再取り込みを阻害することによる下行性痛覚抑制系の活性化，あるいは Ca^{2+} チャネル阻害作用により，それぞれ鎮痛効果を示す．

① トラマドール

　トラマドール自体は，μ-オピオイド受容体に対する親和性は低いが，活性代謝物である M1 は高い親和性を示す．こうした背景から，トラマドールは，非麻薬性のオピオイドに分類される．また，セロトニンおよびノルアドレナリン再取り込み阻害（SNRI）作用をあわせもつため，その相乗効果により鎮痛作用を発揮すると考えられている．

② プレガバリン

中枢神経系において電位依存性 Ca^{2+} チャネルの $α_2δ$ サブユニットに結合し，Ca^{2+} チャネルの細胞表面での発現量および Ca^{2+} 流入を抑制して，興奮性神経伝達を抑制する．神経障害性疼痛の第一選択薬である．

③ アミトリプチリン

三環系抗うつ薬であり，セロトニンおよびノルアドレナリンの再取り込みを阻害することにより，鎮痛作用を示す．末梢性神経障害性疼痛に適応がある．

④ デュロキセチン

セロトニンおよびノルアドレナリンの再取り込み阻害薬（SNRI）である．神経障害性疼痛に有効性を示す．

Chapter 2-4 コラム

麻酔下でも痛みはしっかり伝わっている！

　機能的核磁気共鳴画像法（functional magnetic resonance imaging：fMRI）は非侵襲的に神経活動を計測する手法として広く用いられている．このfMRIをげっ歯類に応用すると，全身麻酔下においても，急性疼痛刺激により前帯状回や一次体性感覚野などの疼痛関連部位の活性化が確認できる．これは，全身麻酔下でも痛みは上位中枢に到達することを意味している．また，こうした脳の活性化は術後に様々な後遺症を引き起こす可能性を示唆しているといえる．このような基礎的研究からも，全身麻酔下において適切な疼痛管理が必要であることが強く示されている．

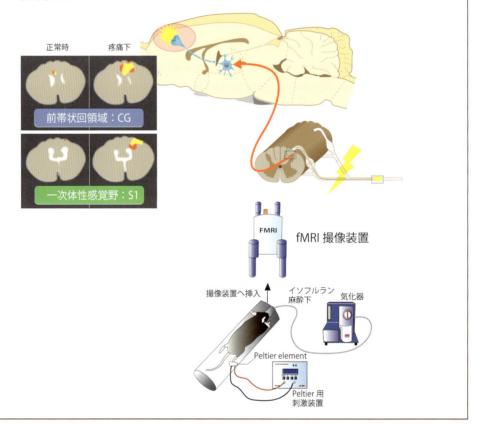

てんかんの治療薬 03

3-1 てんかんの生理
3-2 てんかんの治療薬

3-1 てんかんの生理

てんかん（epilepsy）とは，けいれん，意識消失，精神・知覚機能や感情の障害，行動的異常などの症状が発作性かつ反復性に起こる慢性の疾患である（意識障害が軽い場合や，けいれんをまったく起こさない場合もまれではないため，「意識を失い，けいれんを起こす」ということがてんかんの定義ではない）．

表3-1　てんかんの種類と特徴

型　式	けいれん	意　識	特　徴
大発作 （強直間代発作）	あり	消失	意識消失後，強直間代性けいれんを起こす．
小発作 （欠神発作）	なし	消失	意識消失を主症状とする発作．けいれんは伴わない場合が多い（小児に多い）．
皮質焦点発作 （単純部分発作）	あり （部分的）	あり	大脳皮質障害部分（焦点）に限定された筋のけいれんが起こる．運動機能障害をはじめ，視覚や聴覚異常などの感覚発作が起こる．
精神運動発作 （複雑部分発作）	あり （部分的）	側頭葉起源：意識もうろう状態 前頭葉起源：あり	側頭葉起源：口部自動症，うろうろ歩き回る 前頭葉起源：激しい体の動きを伴う，錯乱，幻覚

てんかん発作には，おもに原発性全般発作と部分発作がある．視床を起点にした脳全般への伝播によって生じる全般発作に対して，部分発作は後過分極と周辺抑制の消失によって発症する．部分発作は，二次性全般化を誘引することがある．

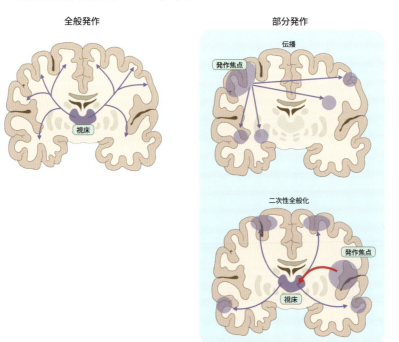

図3-1　全般発作と部分発作

てんかんの診断には脳波診断，特に睡眠脳波の解析が重要である．また，MRIなどの画像診断も有効な場合がある．

3-2 てんかんの治療薬

抗てんかん薬は，機序的に大きく二分される．1つは，GABA神経系の賦活化であり，もう1つは，興奮性のNa^+，Ca^{2+}チャネルを阻害する機序である．

一般的に，1940年から1988年までに発売された抗てんかん薬を第一世代抗てんかん薬，1989年以降に発売されたものを第二世代抗てんかん薬とよぶ．抗てんかん薬は，悪心，嘔吐などの消化器障害，眠気，ふらつき，めまいなどの中枢神経症状，血液障害が引き起こされることがある．また，劇症肝炎などの肝障害や，皮膚粘膜眼症候群，中毒性表皮壊死症などの重篤な副作用がある．このように，重篤な副作用が多いため，使用の際には注意が必要（血中モニタリングなどが望ましい）であり，また，定期的な検査（肝機能検査など）も必要とする．第二世代抗てんかん薬は，第一世代抗てんかん薬より，一般的に副作用は弱い．

表 3-2 抗てんかん薬の歴史

発売時期	一般名	商品名	単剤使用
1940年	フェニトイン	アレビアチン®，ヒダントール®	可
1944年	フェノバルビタール	フェノバール®	可
1956年	プリミドン	プリミドン	可
1964年	エトスクシミド	エピレオプチマル®，ザロンチン®	可
1966年	カルバマゼピン	テグレトール® 他	可
1975年	バルプロ酸ナトリウム	セレニカ®，デパケン®	可
1981年	クロナゼパム	ランドセン®，リボトリール®	可
1989年	ゾニサミド	エクセグラン® 他	可
2000年	クロバザム	マイスタン®	不可
2006年	ガバペンチン	ガバペン®	不可
2007年	トピラマート	トピナ® 他	不可
2008年	ラモトリギン	ラミクタール	可
2010年	レベチラセタム	イーケプラ®	可
2012年	スチリペントール	ディアコミット®	不可
2013年	ルフィナミド	イノベロン®	不可
2016年	ペランパネル水和物	フィコンパ®	不可
2016年	ビガバトリン	サブリル®	可
2016年	ラコサミド	ビムパット®	可

表 3-3 第一世代抗てんかん薬のスペクトル

薬物名	大発作 (強直間代性発作)	小発作 (欠伸発作)	皮質焦点発作 (単純部分発作)	精神運動発作 (複雑部分発作)
フェニトイン	○	×	○	○
カルバマゼピン	○	—	○	○
トリメタジオン	×	○	—	—
エトスクシミド	×	○	—	—
ベンゾジアゼピン系 (ジアゼパム, クロバザム, クロナゼパム)	○	○	○	○
バルプロ酸ナトリウム	○	○	○	○
フェノバルビタール	○	—	○	○

(1) ジアゼパム, クロバザム, クロナゼパム

これらのベンゾジアゼピン系薬物は, GABA の後シナプス伝達を促進させ, 中枢抑制機構を増強させることで, すべてのてんかんに有効である. ジアゼパム(注射剤)は, てんかん重積発作の第一選択薬である.

ジアゼパム　　クロナゼパム　　クロバザム

(2) バルプロ酸ナトリウム

バルプロ酸ナトリウムは, 万能で, すべてのてんかん発作に有効である. 特に大発作と小発作の第一選択薬である. バルプロ酸ナトリウムは, おもに GABA 代謝酵素である GABA トランスアミナーゼ(GABA-T)を阻害することによって, 脳内 GABA 濃度を上昇させ, 大発作, 小発作ならびに部分発作を抑制する. ほかの第一世代抗てんかん薬と比較すると副作用は少ないが, 消化器障害, 中枢神経症状, 血液障害を引き起こすことがある. また, 肝障害, 皮膚粘膜眼症候群, 中毒性表皮壊死症などの重篤な副作用には注意が必要である.

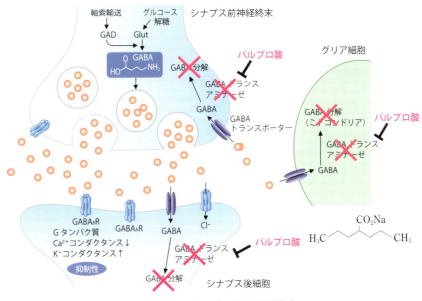

図 3-2 バルプロ酸の作用機序

(3) カルバマゼピン

カルバマゼピンは，部分発作の第一選択薬である．大発作にも有効である．神経膜へ直接作用して，細胞内への Na^+，Ca^{2+} の取り込みを阻害（主として電位依存性 Na^+ チャネル阻害）することで，部分発作を抑制する．小発作には使われない．

(4) フェニトイン

フェニトインは，大発作や部分発作に適用される．作用機序はカルバマゼピンとほぼ同様である．小発作は悪化させるので使用は禁忌である．

(5) エトスクシミド

エトスクシミドは，小発作（欠伸発作）の第一選択薬である．神経膜へ直接作用して，おもに T 型（低域値）Ca^{2+} チャネルを阻害し，小発作を抑制する．大発作には使われない．

(6) トリメタジオン

強い抗けいれん作用と鎮痛作用をあわせもつ抗てんかん薬である．毒性の低いエトスクシミドやバルプロ酸に反応しない小発作のみに使用する．大発作を悪化させる場合がある．

(7) ガバペンチン

ガバペンチンは，ほかの抗てんかん薬で十分な効果が認められない部分発作（二次性全般化発作を含む）の治療に有効な抗てんかん薬との併用療法で使われる．ガバペンチンは，電位依存性 Ca^{2+} チャネルの $α_2δ$ サブユニットに作用して，Ca^{2+} 流入を阻害することで，興奮性応答を遮断する．ガバペンチンは GABA に類似の構造を有しているものの，GABA 受容体に対する直接作用はない．一方で，GABA トランスポーターに対する作用についての報告もあり，間接的に GABA 神経系を亢進する可能性も提唱されている．

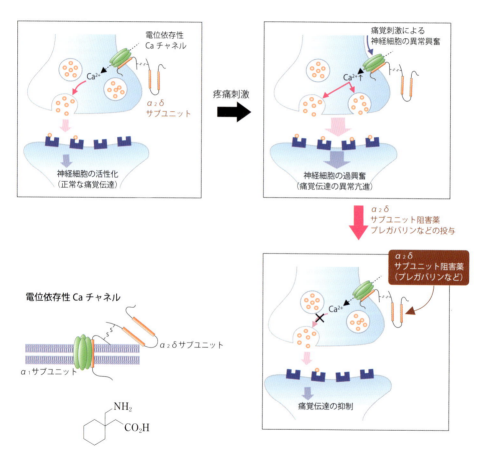

図3-3　ガバペンチンの作用機序

(8) トピラマート

トピラマートは，Ca^{2+} チャネルおよび Na^+ チャネルの抑制，$GABA_A$ 受容体直接作用のほかに AMPA 受容体（グルタミン酸受容体の1つ）に対して拮抗作用を有する．

(9) ラモトリギン

ラモトリギンは，全般性発作や部分発作，さらには小児の定型欠伸発作にも有効である．ラモトリギンは，Na$^+$チャネルを頻度依存的かつ電位依存的に抑制することによって神経膜を安定化させ，グルタミン酸などの興奮性神経伝達物質の遊離を抑制することにより，抗けいれん作用を示すと考えられている．第二世代抗てんかん薬でありながら単剤使用が可能である．

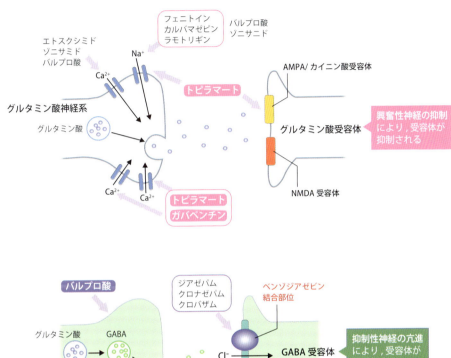

図3-4 各種抗てんかん薬の作用機序

(10) レベチラセタム

レベチラセタムは，二次性全般化発作を含む部分発作に有用である．N型Ca^{2+}チャネル阻害，細胞内Ca^{2+}の遊離抑制作用を有するほか，神経伝達物質の放出抑制に関与するシナプス小胞タンパク2A（SV2A）への結合親和性を有している．

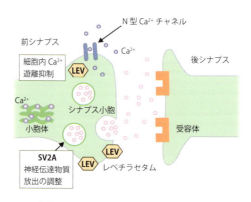

図 3-5　レベチラセタムの作用機序

(11) スチリペントール

スチリペントールは，きわめて治療困難な難治性てんかんとして希少疾病にも指定されている乳児重症ミオクロニーてんかんに有効である．スチリペントールは，GABA 取り込み阻害作用，GABA トランスアミナーゼ活性低下作用，$GABA_A$ 受容体に対する促進性アロステリック調節作用（α_3 または δ サブユニットに高い親和性）により，脳内 GABA 濃度を増加させ，$GABA_A$ 受容体による神経伝達を促進すると考えられている．

(12) ルフィナミド

ルフィナミドの適応は，ほかの抗てんかん薬で十分な効果が認められない小児の難治てんかんの1つである Lennox-Gastaut 症候群（LGS）における強直発作および脱力発作に対する抗てんかん薬との併用療法である．LGS は，強直発作，脱力発作，非定型欠神を中心とする多彩で頻回の発作が特徴で，強直間代発作，ミオクロニー発作，部分発作が認められる場合もあり，また，多くの症例で，てんかん重積状態も認められる．ルフィナミドの作用機序は不明な部分もあるが，Na^+ チャネル阻害作用を有することが報告されている．

(13) ラコサミド

ラコサミドは，ガバペンチンと同様に，ほかの抗てんかん薬で十分な効果が認められない部分発作の治療に有効な抗てんかん薬との併用薬として使用される．ラコサミドは，既存の抗てんかん薬とは異なり，Na^+ チャネルの再開口までに要する時間を延長する（緩徐な不活性化を選択的に促進する）ことで，過興奮状態にある神経細胞膜を安定化させる薬剤である．

(14) ビガバトリン

ビガバトリンの適応は，ウエスト症候群ともよばれ，通常1歳未満の乳児に発症する難治性のてんかん症候群である「点頭てんかん」である．点頭てんかんは，ヒプスアリスミアとよばれる異常脳波，精神運動発達遅滞，スパズムの3つをおもな症状とする．ビガバトリンは，バルプロ酸と同様に，GABA 分解酵素阻害作用を示す．

(15) ペランパネル水和物

適応は「ほかの抗てんかん薬で十分な効果が認められない二次性全般化発作を含む部分発作ならびに強直間代発作に治療効果がある抗てんかん薬との併用療法」である．グルタミン酸受容体の1つであるAMPA受容体に対して選択的かつ非競合的に結合，阻害することで，グルタミン酸による神経の過剰興奮を直接抑制する．

Chapter 3-1 コラム

抗てんかん薬による気分安定作用

抗てんかん薬は，神経の過活動を抑えるために，GABA神経系の賦活化作用あるいはNa^+，Ca^{2+}細胞内流入阻害作用を有する．そのため，バルプロ酸，カルバマゼピン，ラモトリギンなどの一部の抗てんかん薬は，抗てんかん薬として使用されるばかりではなく，双極性障害の躁状態や統合失調症の陽性症状の改善を目的に，気分安定薬として処方される．バルプロ酸やカルバマゼピンは，認知障害，鎮静作用，体重増加をはじめ，胃腸障害，肝障害，発疹など副作用が多いが，ラモトリギンは発疹には注意が必要なものの，これら第一世代の抗てんかん薬よりも副作用が軽微である．

不安症，強迫症，心的外傷後ストレス障害とその治療薬

04

4-1　精神疾患と分類
4-2　不安症と分類
4-3　不安症の治療薬
4-4　強迫症，心的外傷後ストレス障害
4-5　強迫症および心的外傷後ストレス障害の治療

4-1　精神疾患と分類

「疾病及び関連保健問題の国際統計分類（International Statistical Classification of Diseases and Related Health Problems：ICD）」とは，死因や疾病の国際的な統計基準として WHO によって公表された分類であり，精神疾患の代表的な診断基準の1つである．現在の最新版は，第11版である「ICD-11」で，2018年に公表されている．米国でも，DSM（Diagnostic and Statistical Manual of Mental Disorders）という精神疾患の分類と診断の手引きがあり，現在の最新版は，「DSM-5」である．

4-2　不安症と分類

不安の症状には，恐れ，心配，焦燥，苦悶，緊張などの精神症状と，頻脈，呼吸困難，発汗，振戦，嘔吐，下痢，尿意などの身体症状がある．不安症とは，不安が前景に立ち，それによって日常生活が困難に陥る症候群をさす．急性期には「不安発作」が起こることがあるが，ときには失神に至ることもある．こうした不安発作は，治療によって軽減するケースが多いが，慢性期に移行すると，再発作が起こるのではないかという「予期不安」が誘導され，悪循環が形成される．

臨床症状と必ずしも一致するわけではないが，不安状態とうつ状態を広義に解釈すると，次のように分けることもできる．

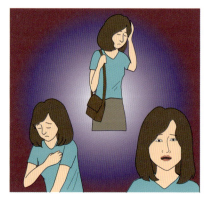

- **不安状態**：何かを失いそうになるときの心身の状態（実際は失わなければ，解消できる？また，すでに失ったわけではない）
- **うつ状態**：何かを失ったときの心身の状態（対象消失）

（慢性のストレス状態から回避できないことによる心身の健康を失った状態もこれに含まれる可能性がある？）

こうしてシンプルに分類を行うと，不安症は過度の不安の払拭，うつ病は心のスイッチ（脳機能）の切り替え（正常化）を行うことが，治療の足がかりとして有効性が高い手続きであると推測できるものの，こうした精神疾患の発症は，遺伝的な素因が複雑に絡み合っていることも多く，また，"環境"における複数因子の関与も考えられるため，簡単に治療効果が得られるわけではないことを十分に理解しなければならない．さらには，時間軸で概念が固定されていくことが多いため，慢性化・遷延化により悪化した状態では，その"紐"をほどいていくことには，難渋する．こうした背景からも，カテゴリー分類されている個別の精神疾患の特徴をしっかりと整理し，さらには境界型や併発・融合型タイプに対する理解を深めていく必要がある．

本章では，不安症のなかから，典型的な下記の3つの疾患について解説する．

● **4-2-1　不安症群**

(1) 全般（性）不安症（障害）：GAD
(2) 社交不安症（障害）：SAD
(3) パニック症（障害）：PD

(1) 全般性不安症（全般性不安障害）：generalized anxiety disorder；GAD

　はっきりとした不安因子を特定できず，あるいは複数の不安因子が背景にある場合があるため，"漠然とした恐れ"に起因する"全般性"の不安障害，として解釈される．こうした"恐れ"から，不安，不眠など，過度な神経応答に基づいた，振戦，頭痛，多汗，過呼吸，動悸，胃腸障害などの多彩な身体的表出を伴う．こうした症状は長期間続くものの，医療機関で検査を行っても，大きな異常は認められない．発症機序は，はっきりしていない．遺伝的背景も発症に関わっていると考えられるが，環境的背景が症状を増悪化するケースも多い．

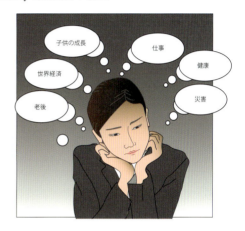

(2) 社交不安症（社交不安障害）：social anxiety disorder；SAD

　人前における過度の緊張，人目を浴びる行動への不安や，他人からの評価を受け入れることに対する恐怖（対人恐怖）などにより，強い身体症状があらわれ，日常生活に支障をきたす．こうしたことが慢性的になると，うつ病などのさらなる精神疾患の引き金になることがある．

(3) パニック症（パニック障害）：panic disorder；PD

　予知できずに起こる重篤な反復性の不安発作（パニック発作）が主徴である．本疾患では，突然，激しい動悸や呼吸困難が予期せずに出現し，死を予感させるほどの激しい恐怖に陥る．患者本人は身体的に大きなイベントが起きているのであろうと考え

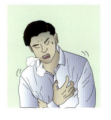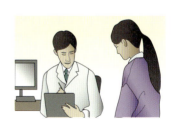

病院などの医療機関などで検査を行う（あるいは，病院に緊急搬送され，検査を受ける）が，大きな器質的異常は認められず，原因もはっきりしない．パニック症では，こうしたパニック発作が繰り返し起こり，場合によっては状況依存的な発作に移行していくことがある．不安発作の継続は，やがて予期不安を誘引し，この"予期不安"から，外出などができなくなり，回避行動により行動範囲が狭まることで，社会生活に支障をきたしていく．また，逃げ出せない場所に居るときの恐怖を「広場恐怖」とよぶが，パニック症では，この広場恐怖を伴っている場合と，伴っ

ていない場合がある（定義的に必要十分条件ではない）．これまで長い間，本疾患における"患者の苦しみ"に対する社会の認識度は決して高くなかったため，誤解されていたケースが多かったが，近年，本疾患に対する理解は高まってきている．

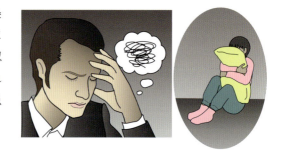

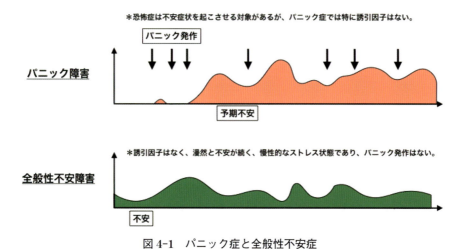

図 4-1　パニック症と全般性不安症

4-3　不安症の治療薬

不安症の発現原因は明らかになっていないが，不安や嫌悪感の解消に関わる脳内 GABA 神経系を賦活化したり，シナプス間隙のセロトニンあるいはノルアドレナリン濃度を十分に増加させることによる対処療法が，不安症の治療の主流である．

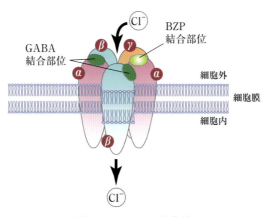

図 4-2　$GABA_A$ 受容体

4-3-1 ベンゾジアゼピン系（BZP）・GABA_A 受容体作動薬

　ベンゾジアゼピン系（非ベンゾジアゼピン系も含む）抗不安薬として，エチゾラム，クロチアゼパム，ロラゼパム，アルプラゾラム，ブロマゼパム，ジアゼパム，クロナゼパム，ロフラゼプ酸エチルなどがある．

表 4-1　抗不安薬として用いられるベンゾジアゼピン受容体作動薬

作用時間による分類	一般名	代表的な商品名
短時間作用型	エチゾラム	デパス®
	クロチアゼパム	リーゼ®
	フルタゾラム	コレミナール®
	トフィソパム	グランダキシン
中間作用型	ロラゼパム	ワイパックス®
	アルプラゾラム	ソラナックス®，コンスタン®
	ブロマゼパム	レキソタン®
長時間作用型	フルジアゼパム	エリスパン®
	メキサゾラム	メレックス®
	クロキサゾラム	セパゾン®
	ジアゼパム	セルシン®，ホリゾン®
	クロラゼプ酸二カリウム	メンドン®
	クロルジアゼポキシド	コントール®，バランス®
	オキサゾラム	セレナール®
超長時間作用型	クロナゼパム	リボトリール®，ランドセン®
	ロフラゼプ酸エチル	メイラックス®
	フルトプラゼパム	レスタス®

　ベンゾジアゼピン系抗不安薬には即効性があり，効果は開始後，1週間で生じ，また不安と身体症状の軽減に優れていることから不安障害などの急性期の第一選択薬と位置づけられている．

（1）おもな短時間作用型抗不安薬

① エチゾラム

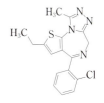

　日本で開発されたチエノジアゼピン系薬物（広義ではベンゾジアゼピン系に分類される）であり，短時間作用型の GABA_A 受容体作動薬である．Chapter 2 の項で，すでに記載済みではあるが，本剤は，緊張緩和作用が比較的強いため（ジアゼパムより強い），不安症，心身症，抑うつ，睡眠障害に使用されるばかりでなく，腰痛症，頸椎症，筋収縮性頭痛など，幅広い治療のために使われており，日本において最も頻用されているベンゾジアゼピン系抗不安薬の 1 つである．一方，急性狭隅角緑内障や重症筋無力症の患者には禁忌である．

② クロチアゼパム

総合的には，力価はあまり高くないベンゾジアゼピン系薬物であるが，抗不安効果はジアゼパムより強く，一方，筋弛緩作用は弱いという特徴をもつ．

(2) おもな中間作用型抗不安薬

ロラゼパム

抗不安作用が強い，ベンゾジアゼピン系抗不安薬である．血中半減期もそれほど長くはなく，代謝過程が単純であることから，蓄積の心配がないため，老人や肝障害患者にも使いやすい．

(3) その他のベンゾジアゼピン系抗不安薬

アルプラゾラム，ブロマゼパム（いずれも中間作用型），ジアゼパム（長時間型），ロフラゼプム酸エチル（超長時間作用型）

アルプラゾラム　　ブロマゼパム　　ジアゼパム　　ロフラゼプ酸エチル

脳内セロトニンは，中脳の縫線核に起始核をもち，情動に関与する扁桃体などに神経を投射している．扁桃体は，不安やストレスに過敏に応答する脳領域であることから，シナプス間隙においてセロトニン濃度を上昇させる薬物群や，セロトニン神経ネットワークを修飾する薬物群が，不安症の治療薬となる．一方，ノルアドレナリンは，覚醒や意欲に関与しており，ノルアドレナリン神経ネットワークを修飾する薬物群もまた，不安症の治療標的となる．

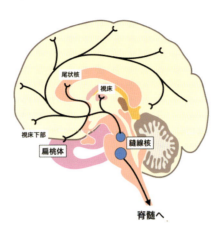

図 4-3　セロトニン神経系

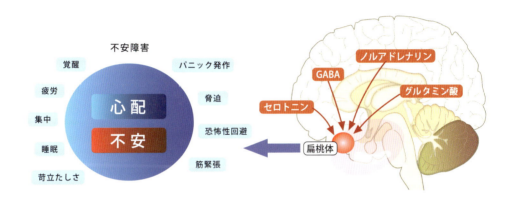

図 4-4　扁桃体と不安

● 4-3-2　クエン酸タンドスピロン

クエン酸タンドスピロンは，セロトニン 5-HT_{1A} 受容体作用薬であり，軽度の不安症に有効である。

● 4-3-3 三環系抗うつ薬

　イミプラミン，クロルプラミン，アミトリプチリン，アモキサピンなどの"三環系抗うつ薬"は，シナプス間隙における遊離セロトニンおよびノルアドレナリンのシナプスへの再取り込みを阻害することによって，シナプス間隙でのセロトニンおよびノルアドレナリン濃度を上昇させる．この機序によって，抗不安効果を期待する．

　三環系抗うつ薬は，症状が重く，入院している患者には，その効果は絶大であるが，その一方で，オフターゲット（目的の効果を得るための作用機序以外の，望まない・望まれない薬理学的ターゲット）が多く，重篤な副作用をきたすため，通院患者や軽度から中程度の症状をもつ患者には慎重な投薬が必要となる．特に，抗コリン作用（おもにムスカリン M_3 受容体拮抗作用と考えられている）によって誘導される尿閉は，重篤な副作用である．三環系抗うつ薬の抗不安，抗うつ効果などの薬理作用発現までには，2～4週間は要するため，ベンゾジアゼピン系の抗不安薬と併用されるケースが多い．

　一方，こうした背景から，安全性が高く，通院，服薬によって症状緩和を期待でき，オフターゲットが少ない，選択的セロトニン再取り込み阻害薬（SSRI）やセロトニン・ノルアドレナリン再取り込み阻害薬（SNRI）が開発された．

● 4-3-4　選択的セロトニン再取り込み阻害薬（selective serotonin reuptake inhibitor：SSRI）
　SSRIは，治療スペクトラムが広く，様々な不安症，神経症，抑うつ状態の改善に有効である．

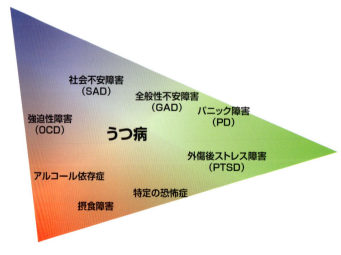

図 4-5　SSRI の治療スペクトラム

循環器系の副作用が少なく，抗コリン作用も少なく，安全域が高い．一方，効果発現までは，2〜4週間は要するため，ベンゾジアゼピン系の抗不安薬と併用されるケースが多い．SSRIの服用時には，セロトニン症候群や賦活症候群による自殺念慮や自殺企図に注意が必要である．また，悪性症候群や抗利尿ホルモン不適合分泌症候群などを引き起こす場合がある．

(1) マレイン酸フルボキサミン

うつ病，強迫症（小児も含む），社会不安症に適応がある．線維筋痛症や過食症にも有効である．セロトニン再取り込み阻害作用が強く，選択性が高い．抗コリン作用はほとんどない．単剤使用においては副作用が少なく，安全性が高いが，併用時には薬物相互作用を起こしやすい．半減期が短い．

(2) 塩酸パロキセチン

うつ病，パニック症，強迫症，社会不安症，心的外傷後ストレス障害に適応がある．腸溶性フィルムコーティングを施した徐放錠（CR錠）はうつ病のみに適応がある．不安や焦燥感の強い症状に効果的で，強力なセロトニン再取り込み阻害作用を示す．一方，高用量ではノルアドレナリン再取り込み阻害作用も示すと考えられている．抗ヒスタミン作用やα_1遮断作用はほとんど示さないが，ほかのSSRIに比べると抗コリン作用があらわれやすく，吐気が起こりやすい．CYP2D6で代謝されるが，自身はCYP2D6阻害作用がある．中断症候群に注意が必要なため，自己判断で急に服用を中止してはいけない．

(3) セルトラリン

うつ病やパニック症，心的外傷後ストレス障害に適応がある．全般性不安症や線維筋痛症にも有効である．薬物相互作用や中断症候群が少なく，使いやすい．OD錠がある．

(4) エスシタロプラム

シタロプラムの光学異性体（S体）である．うつ病や社会不安症に適応がある．ノルアドレナリンやドパミンに対する再取り込み阻害作用に比較し，セロトニンの再取り込みを阻害する"選択性"は，ほかのSSRIに比べてかなり高い．抗不安作用が強い．一方，ヒスタミンH_1受容体阻害作用やCYP2D6阻害作用がある．また，QT延長があるため，心疾患患者には慎重に投与する必要がある．

● 4-3-5 セロトニン・ノルアドレナリン再取り込み阻害薬（serotonin noradrenaline reuptake inhibitor：SNRI）

SNRI は，選択的セロトニン再取り込み阻害ばかりではなく，ノルアドレナリン再取り込み阻害をもちあわせるため，ノルアドレナリン神経系を間接的に活性化することから，SSRI よりも症状改善に有効である場合がある．特に最近では，デュロキセチンやベンラファキシンの使用頻度が高まっている．一方，デュロキセチンは，神経障害性疼痛の鎮痛補助薬・鎮痛薬としても，広く使用されている．

(1) 塩酸ミルナシプラン

うつ病に適応がある．慢性疼痛，がん疼痛，線維筋痛症にも有効である．前立腺疾患など，尿閉を誘発しそうな疾患には禁忌である．CYP による影響を受けない．

(2) 塩酸デュロキセチン

うつ病をはじめ，糖尿病性神経障害，慢性腰痛症，変形性関節症，線維筋痛症に伴う疼痛（難治性疼痛）に適応がある．強力なセロトニンおよびノルアドレナリン再取り込み阻害作用（約 10 対 1）をもつ．抗コリン作用や α_1 受容体遮断作用はほとんど示さない．ドパミン再取り込み阻害作用はほとんどないが，強いノルアドレナリン再取り込み阻害作用を示すため，ノルアドレナリン再取り込み部位を介したドパミンの再取り込みも阻害する．一方，投与初期の胃腸障害や不眠に注意が必要であり，また，肝障害患者や排尿困難のある患者への投与は控えるべき（あるいは慎重投与）である．薬物相互作用は比較的少ないが，CYP2D6 の阻害効果を示す．

(3) ベンラファキシン

うつ病に適応がある．強力なセロトニンおよびノルアドレナリン再取り込み阻害を示すが，低用量ではセロトニン再取り込み阻害が優位に発現し，高用量ではノルアドレナリン再取り込み阻害効果が出現する．全般性不安症，パニック症，社会不安症にも有用性が期待されている．体内でデスベンラファキシンに代謝されるが，この代謝物も抗うつ効果がある．一方，中断症候群，離脱症候群に注意が必要である．また，眼圧を上昇させるので，緑内障患者が服用する場合は，眼圧検査が必要である．

表 4-2　不安症に使用する薬物

(a) GABA_A 受容体に結合して作用する抗不安薬 ・ジアゼパム ・ブロマゼパム ・アルプラゾラム ・ロフラゼプ酸エチル ・クロチアゼパム ・エチゾラム	(d) 選択的セロトニン再取り込み阻害薬（SSRI） ・マレイン酸フルボキサミン ・塩酸パロキセチン ・セルトラリン ・エスシタロプラム
(b) セロトニン受容体に結合して作用する抗不安薬 ・クエン酸タンドスピロン	(e) セロトニン・ノルアドレナリン再取り込み阻害薬（SNRI） ・塩酸ミルナシプラン ・塩酸デュロキセチン ・ベンラファキシン
(c) 三環系抗うつ薬 ・イミプラミン ・クロルプラミン	

4-4　強迫症，心的外傷後ストレス障害

(1) 強迫症（強迫性障害）：obsessive and compulsive disorder；OCD

　反復性の思考とともに強迫観念にとらわれ，それを抑え込もうとしたり，消そうとして，無意味な行為（強迫行為）を繰り返す．眼窩前頭皮質，前帯状皮質領域の明らかな器質異常をはじめ，セロトニン再取り込み部位の遺伝子変異，グルタミン酸取り込み部位の遺伝子変異，ミクログリア異常（神経免疫異常），脳内ネットワーク過活動など，複数の原因因子が明らかとなってきており，強迫観念を精神療法や精神分析で治療することは難しいと考えられている．

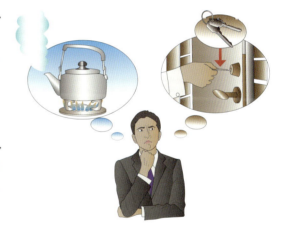

(2) 心的外傷後ストレス障害：post traumatic stress disorder；PTSD

　"PTSD" として認知されている心的外傷後ストレス障害とは，外傷体験に類似した状況に暴露されたときに生じる過度の驚愕反応などの症状を特徴とする疾患であり，災害，事故，暴力，虐待，犯罪など，本人あるいは近親者の生命や身体保全に対する重大な脅威となる出来事など，突然の衝撃的出来事に巻き込まれたことによって生じる精神障害である．心的外傷後ストレス障害の特徴的な症状である解離性フラッシュバック症状とは，過去の外傷的な出来事が，今，目の前で起こっているかのような苦痛に満ちた情動を伴う錯覚である．本障害では，海馬領域をはじめとした様々な脳領域において，明らかな萎縮が認められることがしばしばある．

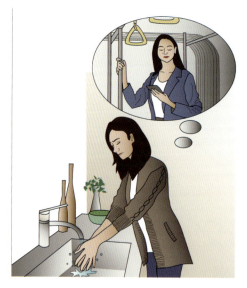
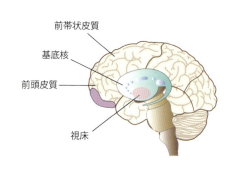

図 4-6　強迫症

4-5　強迫症および心的外傷後ストレス障害の治療

強迫症および心的外傷後ストレス障害の治療薬を以下にまとめる．

不安症と同様に，SSRI，SNRI などが薬物治療の中心である．一方，「強迫症や心的外傷後ストレス障害が不安を主徴とした不安障害とは言い切れない」という解釈のもとに DSM-5 の不安障害のカテゴリーから取り除かれた背景があるように，ベンゾジアゼピン系抗不安薬の効果は懐疑的であるという解釈もある．SSRI や SNRI で効果が得られないときなどは，三環系抗うつ薬を使用する．また，トピラマートは AMPA 受容体遮断薬なので，エビデンスに基づき，世界的には使用されるケースもあるが，一般的な処方とはいえない．

表 4-3　不安症と強迫症

不安症群（不安障害）	
1.　全般性不安症（全般性不安障害）（GAD）	SSRI，SNRI，BZ，Tand
2.　社交不安症（社交不安障害）（SAD）	SSRI，SNRI，BZ，β-Ant
3.　パニック症（パニック障害）（PD）	SSRI，SNRI，BZ，TCA
強迫症および関連症群（強迫性障害）	
強迫症（強迫性障害）（OCD）	SSRI，SNRI，トピラマート（AMPA 受容体拮抗薬）
心的外傷およびストレス因関連障害群	
心的外傷後ストレス障害（PTSD）	SSRI，SNRI，BZ，TCA

BZ：ベンゾジアゼピン系抗不安薬，Tand：タンドスピロン，β-Ant：β 受容体拮抗薬（プロプラノロールなど），TCA：三環系抗うつ薬

Chapter 4-1 コラム

不安症の包括的治療

　不安症，強迫症，PTSD などの治療においては，上述したように，ベンゾジアゼピン系抗不安薬，SSRI，SNRI，三環系抗うつ薬が使用されるが，漫然とした"西洋型"の薬物治療を施すばかりではなく，漢方薬などが有効である場合があることを理解しておく必要がある．不安症には多種の漢方薬の効果が科学的に証明されており，臨床的にも薬物治療の一端を担っている．また，不安症，強迫症，PTSD の治療においては薬物療法のみならず，Chapter 7 の「神経発達障害」で解説するが，様々な心理社会的介入（認知行動療法など）が取り組まれており，薬物治療以外の包括的アプローチの理解も重要である．

抑うつ障害および双極性障害とその治療薬

05

5-1　うつ病・大うつ病性障害とは
5-2　うつ病の治療薬
5-3　双極性障害とは
5-4　双極性障害の治療薬

5-1　うつ病・大うつ病性障害とは

　うつ病状態を，健康状態（病的とはいえない状態）と区分する精神的基準があるものの，第三者的（非専門的）に心情を理解できる状態も存在することから，単純に日常の深い悩みを抱える状態としてまわりが受け止めてしまうケースもある．抑うつ状態は，対象物となる何かを失ったときの喪失感から生じやすいが，Chapter 4 の「不安障害」でも言及したように，避けることのできないストレス状態に長期的にさらされている状態でも，社会における絶望感や孤独感が生まれやすく，その感覚は希望，意欲を失った喪失感となると考えられる．うつ病患者の病前性格は，几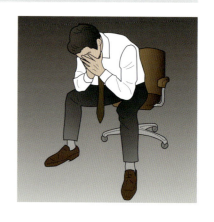
帳面で責任感が強かったり，社交的だが他人を思いやる気質であったり，控えめながら感性が豊かで，悲観的になりやすい特徴をもっていたり，陽気そうにまわりにはみえるが，物事に非常に敏感（神経質）であったりと，現実社会に依存的で，失敗に対して気分転換がうまくできず，絶望感や孤独感を抱くと悪循環に陥りやすいタイプが多い．こうした思考性には，遺伝的な背景も推測されるが，それがストレス脆弱性を生みやすい直接的な要因であるのか否かは，はっきりしない．うつ病の実態が，未だ科学的に明確になっていないのは，複数因子が相互連関する可能性が考えられることが，その一因でもある．また，個人差も大きく，影響を受ける環境因子の多様性も相まって，小さな機能障害からダイナミックな器質障害まで，脳病態のスペクトラムが広がり過ぎていることにも原因があるであろう．これまでのうつ病の対処療法は，偶発的に抽出された薬剤の薬理効果の逆算を基盤にしてきたもので，モノアミン仮説（うつ病の発症機序としては脳内のノルアドレナリンやセロトニン神経活性の変化により引き起こされているという仮説）や受容体過感受性仮説（うつ病患者ではモノアミンの減少に伴い，後シナプスの受容体がアップレギュレートされた状態であるという考え方）などといった諸説があるが，それらは，おそらく病態像を本質的に捉えたものではないであろう．

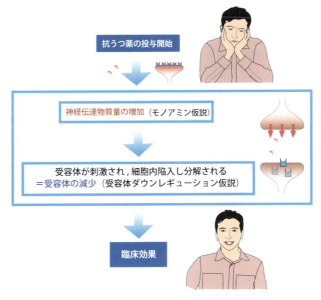

図 5-1　抗うつ薬の効果

　一方，様々な環境的要因がストレス応答に対する変化を生みやすくすることが，最近の基礎研究で明らかになってきているが，そうした時間軸によって固定化されていく状態である後生的遺伝子修飾（エピゲノム）変動を，果たして薬物療法や認知行動療法などで完全にリセットさせられるのかという疑心暗鬼な問いが生まれるのも理解できる．

　精神疾患のなかでも，うつ病や，うつ状態と躁状態の両極を周期的に呈する双極性障害では，段階的，時間的経過を追わず，突然のように"社会的障害"に陥るケースが多いことから，社会的損失が極めて大きい．こうした背景からも，うつ病・双極性障害とは，適切なテーラーメード対症療法が早急に確立されなければならない疾患領域であることには，疑いがない．

　うつ病を疑ったら，まず直接気分を尋ねることが効果的な手続きとなる．抑うつや悲観的な思考が主徴であり，これらは比較的判別しやすい．絶望感や解決ができないと感じているなかで，自身に責任があると過剰に感じたり，全般的に自身に対して過小評価となる，いわゆる罪業妄想，貧困妄想，微小妄想などを引き起こすが，これらは，統合失調症にみられる被害妄想のような，他者に理解が得られにくい妄想とは違い，第三者に比較的理解が得られる可能性がある妄想に分類される．うつ病患者は，不眠や食欲減退を訴えることが多いが，これらの典型とは真反対の過眠や過食を示す場合もあるので，注意が必要である．一般に，うつ病患者の気分は日内変動があり，朝に増悪することが多い．病前性格は上述したように，粘着性格，メランコリー親和性性格であることが多い．

　うつ病では，重症度や境界型のタイプによっても異なるものの，通常は知能や知識に異常はきたしていないが，重度になると認知や記憶にも弊害が起こることがある．うつ病を疑ったら，重要な決断は迫らず，休養を与えることが重要であり，症状にあわせて適切な抗うつ薬を投薬する．並行して，生活リズムの改善を推奨し，認知行動療法などの心理的治療も行うことが望ましい．

5-2 うつ病の治療薬

上述したように，うつ病の病態の分子機構は未だはっきりしていないため，うつ病の治療薬の開発においては，歴史的に偶然，効果が認められた薬物が，抗うつ薬の起源となっている．

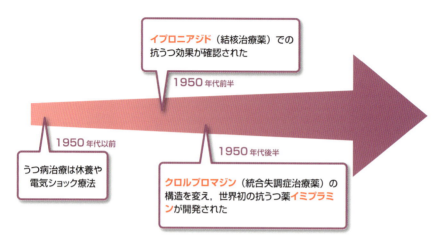

図 5-2　抗うつ薬の歴史

現在では，うつ病が脳内のノルアドレナリンやセロトニン神経活性の変化により引き起こされているという最も古典的な仮説に則り，脳内のノルアドレナリンやセロトニン濃度を高めるモノアミン再取り込み阻害薬が第一選択薬となっているが，こうした機序により本当に効果がもたらされているのかという点も，実ははっきりしていないのが現状である．

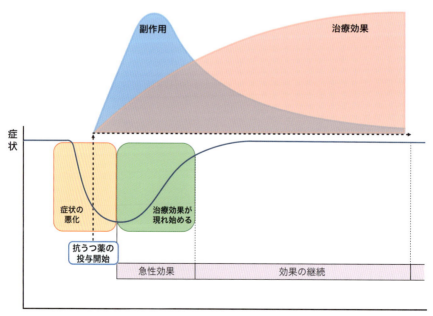

図 5-3　抗うつ薬の効果

5-2-1 三環系抗うつ薬

イミプラミン，クロルプラミン，アミトリプチリン，アモキサピン，ノルトリプチンなどの三環系抗うつ薬は，シナプス間隙における遊離セロトニンおよびノルアドレナリンの再取り込みを阻害することによって，シナプス間隙でのセロトニンおよびノルアドレナリン濃度を上昇させる．その一方で，ヒスタミン H_1 受容体，ムスカリン M_3 受容体，$α_1$ 受容体に対して拮抗作用を示すことで，それぞれ眠気，口渇・尿閉，めまい・立ちくらみなどの副作用を引き起こす．三環系抗うつ薬は，抗うつ効果発現までに2～4週間は要するため，ベンゾジアゼピン系の抗不安薬と併用されるケースが多い．

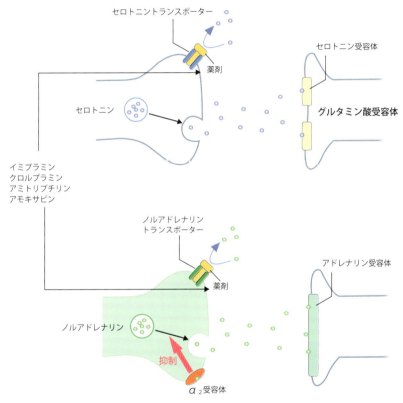

三環系抗うつ薬は，抗うつ作用は最強だが，
1. 抗コリン作用（口渇，便秘）
2. 抗ヒスタミン作用（眠気）
3. $α_1$ 受容体の遮断作用（めまい・立ちくらみ）がある．

図 5-4　三環系抗うつ薬の作用機序

5-2-2 四環系抗うつ薬

四環系抗うつ薬も，脳内のノルアドレナリンやセロトニン濃度を高めることにより，その薬理学的効果を発揮する．ほかの受容体に対する結合能は低いため，三環系抗うつ薬にみられる副作用の発現は弱い．

(1) マプロチリン

ノルアドレナリンの再取り込みを比較的，選択的に阻害する．抗コリン作用は少ない．

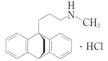

(2) ミアンセリン

シナプス前部のα₂受容体遮断作用によるノルアドレナリンの放出の増強とセロトニン受容体の遮断作用を示す．鎮静作用が強く，睡眠薬としても使用される．抗コリン作用は少ないので，心毒性を示さない．

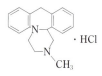

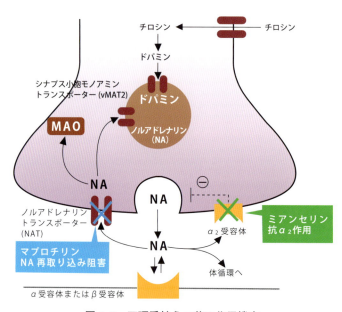

図5-5　四環系抗うつ薬の作用機序

● 5-2-3　セロトニン2受容体遮断・再取り込み阻害薬：serotonin 2 antagonist and reuptake inhibitor（SARI）

(1) トラゾドン

SARIのスタンダードである．三環系とも四環系抗うつ薬とも異なる抗うつ薬で，三環系にみられる抗コリン作用がなく，消化器系の副作用が少ない．不安，焦燥，睡眠障害の強いうつ病に有効とされている．セロトニン再取り込み阻害による脳内セロトニン増加作用と，シナプス後膜のセロトニン5-HT_2と5-HT_3受容体の遮断作用により，間接的なセロトニン5-HT_1受容体刺激を介して抗うつ効果を発揮すると考えられている．セロトニン5-HT_{2A}，5-HT_{2C}受容体は，中脳ドパミン神経の機能を調節している．G_q共役型であるセロトニン5-HT_{2A}，5-HT_{2C}受容体は，接続するGABA神経を興奮させ，腹側被蓋野でのGABAの遊離を引き起こし，前頭前皮質に投射するドパミン神経に対して，抑

制的に機能していると考えられている．一方，セロトニン 5-HT_1 受容体は，G_i 共役型 GPCR であり，刺激により，接続する GABA 神経を抑制し，間接的に前頭前皮質に投射する中脳皮質ドパミン神経を賦活化する．

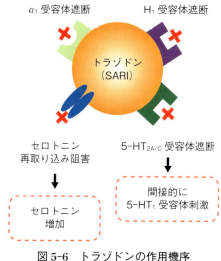

図 5-6　トラゾドンの作用機序

　トラゾドンは，セロトニン 5-HT_{2A}，5-HT_{2C} 受容体を遮断し，一方，セロトニン 5-HT_1 受容体を間接的に活性化することで，中脳皮質ドパミン神経系の活性化を引き起こし，抑うつ状態を改善することが想定されている．また，トラゾドンは $α_1$ 受容体遮断作用を有することから，鎮静が強い．さらには，ヒスタミン H_1 受容体遮断作用とセロトニン 5-HT_{2A} 受容体遮断作用から，強い催眠作用を有するため，うつ病状態時の睡眠障害に頻用される．

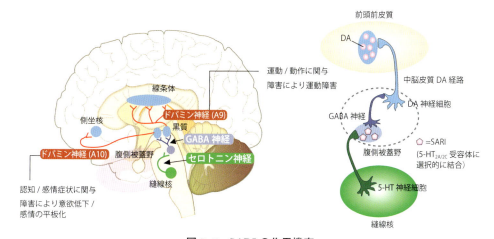

図 5-7　SARI の作用機序

● 5-2-4 ノルアドレナリン作動性・特異的セロトニン作動性抗うつ薬：noradrenergic and specific serotonergic antidepressant（NaSSA）

（1）ミルタザピン

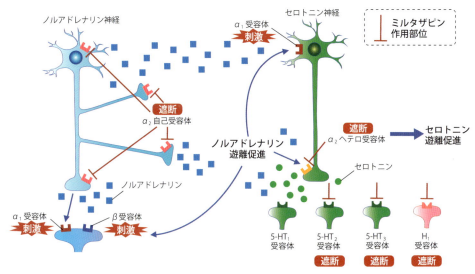

図5-8 ミルタザピンの作用機序

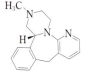

　NaSSAのスタンダードである．ミルタザピンはシナプス前α_2自己およびヘテロ受容体遮断作用によってノルアドレナリンとセロトニンの遊離を促進する．同時に，シナプス後膜のセロトニン5-HT_2，5-HT_3受容体を遮断することで，間接的にα_1受容体およびセロトニン5-HT_1受容体刺激を介して，抗うつ効果を発揮すると考えられている．α_1受容体刺激は一部，接続するセロトニン神経の発火を正に調節すること，一方，持続的なセロトニン5-HT_1受容体刺激が，自己受容体機能を有するセロトニン5-HT_1受容体のダウンレギュレーションを誘導する可能性も示唆されていることから，総合的にセロトニン遊離量が増大することは想定されるが，遊離量が増大したセロトニンが最終的にどのような機序を介して抗うつ作用を示すのかは，未だはっきりしていない．一方，ミルタザピンは強い抗ヒスタミン作用を有しており，鎮静・催眠作用を示すことから，不眠の強いうつ病患者の治療に有効である．

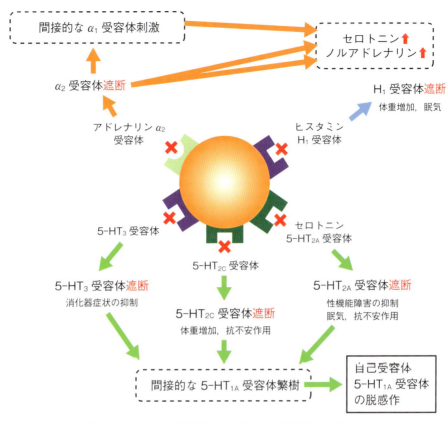

図 5-9 NaSSA の直接的ターゲットと間接的ターゲット
ノルアドレナリン神経はセロトニン神経細胞体に接続し，その発火を α_1 受容体刺激によって正に制御することで，セロトニンの遊離を促進する．

　SSRI，SNRI，SARI，NaSSA の作用機序を比較していくと，抗うつ効果を発揮するためには，α_1 受容体およびセロトニン 5-HT$_{1A}$ 受容体刺激に加え，セロトニン 5-HT$_{2A/2C}$ 受容体遮断が有効であるように推測される．しかしながら，三環系抗うつ薬は α_1 受容体遮断作用を示すことから，こうした仮説には一部，矛盾が生じる．

　このような背景からも，"モノアミン仮説"や"受容体過感受性仮説"などは，おそらく，うつ病態像や薬物効果を本質的に捉えた事実ではないであろうと推測される．一方，最近では，抗うつ薬による抗うつ効果は，脳内の神経新生によるものだという仮説が主流となってきているが，これもまた，科学的根拠は十分であるとはいいきれない．

Chapter 5-1 コラム

抗うつ薬の効果発現機序の新しい仮説

上述したように，"モノアミン仮説"や"受容体過感受性仮説"などではなかなか「うつ病」の本態を捉えることができず，矛盾も多いため，最近ではうつ病の発症機序を分子レベルで唱えることが増えてきた．例えば，うつ状態では，「脳内炎症」が誘導されており，脳神経細胞の機能障害や一部の脱落が起こることでその症状が表出するという見解がかなり受け入れられるようになってきている．脳由来神経栄養因子（BDNF）はこうした状態のうつ症状の改善に効果的であるとされ，抗うつ薬はこの BDNF などの産生増加などを介して，神経新生を誘導することでうつ改善効果を発揮するとする新しい学説が提唱されている．

抗うつ薬による神経新生

- 抗うつ薬（tranylcypromine, reboxetine, fluoxetine）の慢性投与により，海馬での新生細胞数が増加する．
 （Malberg J.E. *et al.*, *J. Neurosci.*, 2000）
- 抗うつ薬（tranylcypromine, reboxetine, fluoxetine）の投与により，神経新生が調節されている．
 （Ronald S. Duman. *et al.*, *Neuropsychopharmacology*, 2001）
- 抗うつ薬（fluoxetine, imipramine, desipramine）の慢性投与により得られる抗うつ作用は，海馬における神経新生に起因している．
 （Sntarelli L. *et al.*, *Sience*, 2003）

5-3 双極性障害とは

躁うつ病とよばれた双極性障害（bipolar disorder）は，ICD-10 および DSM-IV の疾病分類では「気分（感情）障害」として一括りにされていたが，2013 年に公表された DSM-5，および 2018 年に公表された ICD-11 において，「双極性障害」と「抑うつ性障害」に大きく分離分割された．双極性障害は，最も病態の理解と治療が難しい難病性精神疾患の 1 つであると考えられている．双極性障害の診断は，これまでに経験した気分エピソードの種類によって区別される．気分エピソードは，① 抑うつエピソード（抑うつ気分，興味または喜びの喪失），② 躁病エピソード（気分が異常かつ持続的に高揚し，開放的，または易怒的となり，さらには，異常にかつ持続的に亢進した目標指向性の活動または活力が認められる），③ 軽躁病エピソード（躁病エピソードよりも症状の持続期間やその程度が軽症）に大別される．双極性障害では，抑うつエピソードに加え，躁病あるいは軽躁病エピソードの既往歴をもち，これらのエピソードが順不同に繰り返し断続的に引き起こされている．一般に，躁症状か，抑うつ症状のどちらかに重く偏る傾向があり，大きく I 型，II 型として分類される．I 型は，強い躁状態（入院を要する，あるいは，社会

的または職業的機能に著しい障害をもたらす）を経験した患者群である．一方，Ⅱ型は，軽度の躁状態と強い抑うつ状態が繰り返し引き起こされている（抑うつ状態の期間が長い）患者群である．うつ状態と躁状態を繰り返す双極性障害は，うつ状態時の罪業妄想と躁状態時の誇大妄想のギャップが大きい．

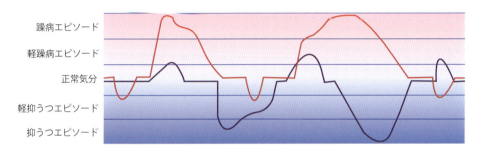

双極Ⅰ型：強い躁状態と，弱いうつ状態の繰り返しが特徴
双極Ⅱ型：弱い躁状態と，強いうつ状態の繰り返しが特徴

図5-10　双極性障害の分類

　双極性障害の躁状態では，極めて爽快気分で，中核症状は自己過大評価，自尊心の肥大などがあげられる．強い誇大妄想を主徴とし，何でも叶えられると思い込み，まわりの人たちの理解を超えた自信と根拠がない確信に満ち溢れている．この誇大妄想は，自信に満ちている思考や行動に対する比喩的表現として社会的に汎用されている「誇大妄想」というレベルとは明らかに一線を画した，唐突で，根拠がなく，第三者に受け入れることができない訂正不可能な一次妄想に分類される．患者は，極端な活動性から，時間に縛られず，多弁となり，また睡眠欲求が減少する．さらに，考えの方向が決まらず，まとまりなく，次々と考えが浮かんでくる"観念奔逸"や，注意散漫が特徴である．病前性格は，社交的で，板挟み状況を呼び込みがちな傾向（循環気質）がある．通常，知能の異常はなく，記憶も正常なことが多い．

(1) 疫　学
・双極性障害の生涯有病率：約1％（遺伝的要因は強い；一親等（親子）：5〜10％，一卵性双生児：40〜70％）
・発症年齢は，思春期・若齢成人（15〜24歳）が多い．
・再発が多い（約9割）．
・全過程に占める抑うつエピソードの割合：Ⅰ型：約30％，Ⅱ型：約50％

　双極性障害における抑うつエピソードは，遷延化，反復化しやすいため，患者は実際に双極性障害と診断されるまで，治療抵抗性うつ病として治療されているケースが多い．双極性障害の抑うつ性エピソードと，うつ病は，診断基準では同一であるが，異なる病態として捉えるべきであり，治療に対してアプローチが異なる．特に，双極性障害は，躁症状と抑うつ症状のどちらかの状態の治療を行うと，どちらかの状態に移行してしまう，ラピッドサイクリング（急速交代型）

化という危険を伴っており，また，抗うつ薬の有効性自体もはっきりと確立されていない．このように，双極性障害においては，うつ治療時の躁転，躁治療時のうつ転を避けることも疾患を治療するにあたり，重要な手続きである．

5-4 双極性障害の治療薬

(1) 炭酸リチウム

双極性障害の躁状態の改善や再発防止に有効である．抗うつ作用，特に治療抵抗性うつ病に効果がある．血清リチウム濃度上昇に注意する．

表 5-1 躁病の薬物治療

最も推奨される治療	次に推奨される治療	その他の推奨されうる治療
・躁状態中等度以上の場合 →炭酸リチウムと非定型抗精神病薬（オランザピン，アリピプラゾール，クエチアピン，リスペリドン）の併用 ・躁状態経度の場合 →炭酸リチウム	・バルプロ酸 ・非定型抗精神病薬（オランザピン，アリピプラゾール，クエチアピン，リスペリドン，パリペリドン，アセナピン） ・カルバマゼピン ・バルプロ酸と非定型抗精神病薬の併用	・気分安定薬2剤以上の併用 ・気分安定薬と定型抗精神病薬（クロルプロマジン，スルトプリド，ハロペリドール，レボメプロマジン，チミペロン，ゾテピン）の併用 ・修正電気けいれん療法

（日本うつ病学会治療ガイドライン引用，改変）

躁病状態では，細胞興奮を抑制する炭酸リチウムをはじめ，抗てんかん薬が気分安定薬として奏効する．統合失調症治療薬も有効であるが，うつ転に十分な注意が必要である．

カルバマゼピン，バルプロ酸，ラモトリギン，トピラマート，クロナゼパムなどの抗てんかん薬に共通しているのは，神経細胞興奮の抑制である．ナトリウムおよびカルシウムチャネル阻害あるいは $GABA_A$ 受容体刺激作用による．

一方，うつ状態のときは，漫然と抗うつ薬を使用すると，躁転が起こるため，慎重な薬物選択が必要である．

(2) その他の薬物治療

・統合失調症治療薬による興奮の鎮静

　D_2 受容体拮抗薬＜＜ SDA, MARTA, DSS が有効（Chapter 6 参照）

Chapter 5-2 コラム

うつ病による睡眠障害

うつ病患者は，自身の睡眠障害を訴えることが多いが，患者のまわりの人々は，その訴えに懐疑的になるケースがある．生活のリズムが不規則である背景からか，常に傾眠気味にみられがちで，また夜間の睡眠時間も十分なようにみえるときがあるが，うつ病患者では，「睡眠の質の低下」ということを理解しなければならない．うつ病患者は，睡眠時においても脳活動が積極的に行われており，これは睡眠時の脳内糖代謝などの解析からも明確になっている．すなわち，「うつ病患者の脳は，睡眠時に休まっていない」と解釈できる．

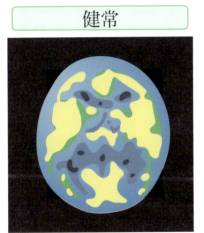
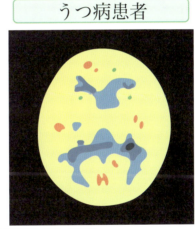

うつ病患者の睡眠時の糖代謝亢進（仮想）

統合失調症と治療薬

06

6-1 統合失調症
6-2 抗精神病薬

6-1　統合失調症（schizophrenia）

● 6-1-1　統合失調症の疫学
(1) 発症頻度は，およそ 100 人に 1 人の割合である．
(2) 性差はほとんどないと考えられていたが，最近の報告では，男性にやや多いとされている．男性よりも女性の発症年齢は遅めの傾向がある．
(3) 好発年は 10 代後半から 30 代である．
(4) 遺伝負因の影響も否定できないが，必ずしも遺伝し，発症するわけではない．

● 6-1-2　特徴的症状
以下のうち，2 つ以上，各項目は 1 か月以上，常に存在する．
(1) 妄想
(2) 幻覚
(3) 解体した（まとまりのない）会話
(4) 解体した行動または緊張病性（過動，昏迷，不自然な態度・姿勢，暴力的）な行動
(5) 陰性症状（感情の平板化，思考の貧困，意欲の欠如など）

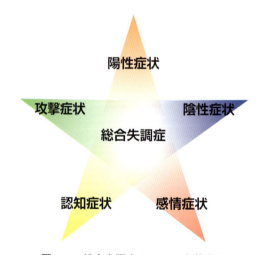

図 6-1　統合失調症の 5 つの症状次元

● 6-1-3　統合失調症陽性症状
(1) 妄想とは

　妄想とは，根拠が薄弱であるにもかかわらず，確信が異常に頑固であるということや，経験，検証，説得によっても訂正不能であり，内容が非現実的であるということが特徴とされている，非合理的かつ訂正不能な思い込みのことである．妄想をもった本人は，その考えが妄想であるとは認識しない（病識がない）場合が多いが，妄想の内容や程度は個人差が大きく，漠然と非合理

性に気づいている場合（「病感」がある場合）や，他者の前では隠して，生活に適応できている場合（二重見当識）など，様々なケースが存在する．

(2) 妄想の原因による分類

妄想は，統合失調症，躁病，うつ病，痴呆，せん妄，てんかん，薬物中毒などに伴って生じる．一方，健常者においても断眠や感覚遮断など特殊な状況に置かれると一時的に妄想が生じることもある．また，原因疾患によって生じる妄想の種類が異なる傾向があり，統合失調症に多いのは，被害妄想，関係妄想，注察妄想であり，うつ病に典型的なのは罪業妄想，貧困妄想，微小妄想であるが，必ずしもすべてに当てはまるわけではない．

① 被害妄想：他人から（悪意をもって）害されている（被害を受けている）と感じる妄想
② 関係妄想：実際は自分に関係のない出来事を，自分のこととして関係づけて考える妄想（例：他人が咳払いしたのを，自分に対する当てつけであると考える）
③ 注察妄想：盗聴あるいは監視されている，と思い込む妄想

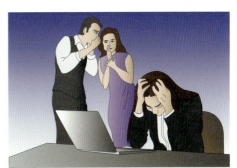

(3) 幻覚（幻視，幻聴）：知覚の質的障害
- 偽幻覚（仮性幻覚）：内空間に画像的にあらわれる．
- 真性幻覚：外空間に（実態的に）ありありと知覚する．
- 幻聴：統合失調症では，幻視より幻聴が多い．

(4) 思路弛緩

(5) 言葉のサラダ：文法は間違っていないが，意味が支離滅裂である文章．

(6) 破滅思考

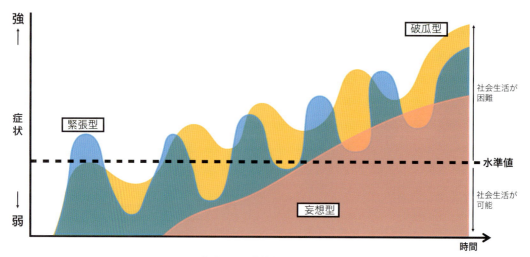

病型による症状出現の推移
図 6-2　統合失調症の推移

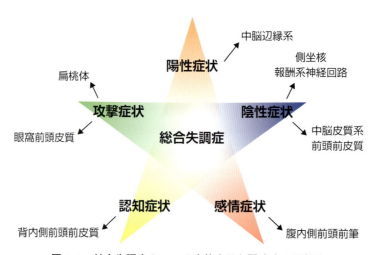

図 6-3　統合失調症の 5 つの症状次元と関連する脳部位

(7) 統合失調症陽性症状（妄想/幻覚）と中脳辺縁ドパミン神経系の過活動

　生物学的に，統合失調症の陽性症状の発現には，腹側被蓋野から側坐核に投射している中脳辺縁ドパミン神経の過活動が原因であることが推測されている．統合失調症陽性症状における中脳辺縁ドパミン神経の過興奮には，皮質脳幹投射における NMDA 受容体の機能低下による皮質脳幹グルタミン酸神経の機能低下が関与している可能性がある．

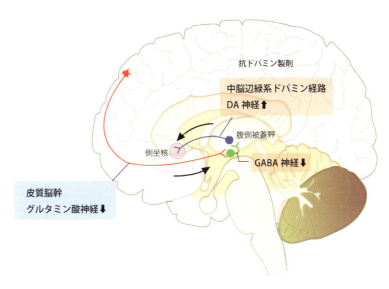

図 6-4　統合失調症陽性症状と中脳辺縁ドパミン神経系

　皮質脳幹グルタミン酸神経の機能低下に連動したGABA介在神経の抑制（脱抑制機構）により，中脳辺縁ドパミン神経の過興奮が引き起こされると考えられている．

● 6-1-4　統合失調症陰性症状
思考の貧困：考えや会話が流暢でなく生産性も低い．
感情の平板化：感情表出の幅が狭く，その程度も低い．
非社交性：社会的活動や交流が低い．
快楽消失：楽しみを経験する能力が低い．
意欲の欠如：欲望や動機が低下し，目標を目指す行動が始めにくい．

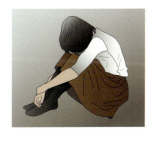

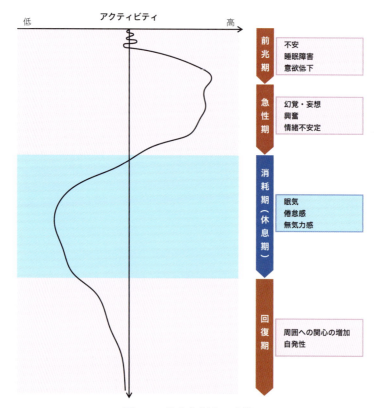

図 6-5 統合失調症の症状

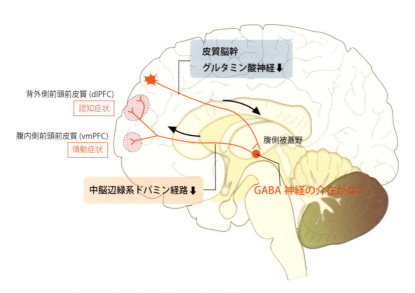

図 6-6 統合失調症陰性症状と中脳皮質ドパミン神経系

統合失調症陰性症状と中脳皮質ドパミン神経系の活動低下

生物学的に，統合失調症の陰性症状の発現は，腹側被蓋野から前頭前皮質に投射している中脳皮質ドパミン神経の活動低下が原因であることが推測される．こうした陰性症状における中脳皮質ドパミン神経の活動低下には，陽性症状と同様に，皮質脳幹投射におけるNMDA受容体の機能低下に連動した皮質脳幹グルタミン酸神経の機能低下が一因である可能性がある．中脳皮質ドパミン神経への皮質脳幹グルタミン酸神経の入力には，GABA介在神経の仲介がないと考えられているため，皮質脳幹グルタミン酸神経の機能低下に伴い，中脳皮質ドパミン神経の活動低下が引き起こされると考えられている．

6-2 抗精神病薬

● 6-2-1 定型抗精神病薬：ドパミン D_2 受容体拮抗薬

過度な興奮や幻覚，妄想を引き起こす急性期の統合失調症の陽性症状に対し，"革命的"な改善効果をもたらした薬剤群が，定型抗精神病薬であるドパミン D_2 受容体拮抗薬である．

表 6-1 定型抗精神病薬分類

分類	薬剤名	特徴
フェノチアジン系	クロルプロマジン フルフェナジン	せん妄患者に使用 （鎮静作用が強い） 持続性抗精神病薬のためコンプライアンスが低い患者に使用
ブチロフェノン系	ハロペリドール ブロムペリドール スピペロン ハロペリドールデカン酸エステル	幻覚/妄想が問題となる患者に使用
ベンズアミド系	スルピリド	鎮静作用が弱い

(1) ハロペリドール

ブチロフェノン系誘導体であるハロペリドールは，強いドパミン D_2 受容体拮抗作用（中脳辺縁ドパミン神経系遮断作用）を示し，統合失調症陽性症状・躁状態の幻覚・妄想の改善に用いられる．急性期で，激しい精神症状（過興奮）を示す場合，注射剤は奏効する場合が多い．一方，黒質-線条体ドパミン神経系の遮断による著しい錐体外路障害（過鎮静，静座不能であるアカシジア，薬剤性パーキンソン症状，口唇を中心にした不随意運動である遅発性ジスキネジア，不随意で持続的な筋収縮に関わる運動障害であるジストニアなど）を引き起こす．漏斗下垂体ドパミン神経系の遮断による高プロラクチン血症（乳汁分泌や性機能障害を生じる可能性がある）も重篤な副作用である．また，慢性期移行や陰性症状の誘引も起こすと考えられている．一方，ハロペリドールデカン酸エステルは，持続効果注射剤で，4週間間隔の投与が可能な製剤である．ハロペリドールデカン酸エステルは，アドレナリン（血圧下降のおそれ）やクロザピン（血中消失遅延）との併用は禁忌である．

【錐体外路障害】

　錐体路とは，大脳皮質の運動野を起点とし，錐体を通って下行し，α 運動神経細胞に入力する体性遠心路である．錐体路の活性化は，筋活動の主動筋を選択し，正確な運動を誘導する．一方，錐体外路とは，錐体路以外で随意筋の運動に影響を与えるすべての経路と関連する神経核を総称する．錐体外路系は，線条体・淡蒼球などの大脳基底核や，視床下部，中脳（赤核・黒質）などを中継している．"錐体外路障害"の発現機序は複雑で，カテコールアミンをはじめ，多くの神経伝達物質が関与することが明らかとなっている．

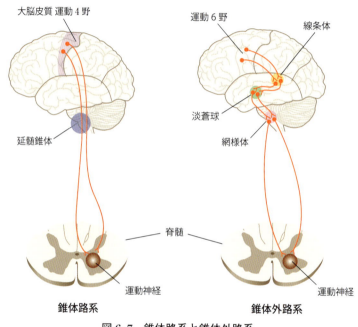

図 6-7　錐体路系と錐体外路系

(2) クロルプロマジン

　フェノチアジン系誘導体であるクロルプロマジンは，ドパミン D_2 受容体の拮抗作用を示し，統合失調症の陽性症状を改善するが，低力価（単位用量あたりの効果が弱い）である．一方，錐体外路障害や高プロラクチン血症はハロペリドールに比べれば軽度である．クロルプロマジンは，ドパミン D_2 受容体ばかりではなく，セロトニン 5-HT_2 受容体をはじめ，ほかの受容体に対する結合親和性も示す，いわゆる多元性（多様性）が特徴であることから，ハロペリドールより陰性症状の改善作用は優れている（後述する非定型抗精神病薬と比較すると，その改善効果は弱い）．ヒスタミン H_1 受容体拮抗作用により，眠気・鎮静作用を，さらには，$α_1$ 受容体拮抗作用を有するため，起立性低血圧を引き起こす場合がある．また，ムスカリン性アセチルコリン受容体拮抗作用から，口渇，便秘などの副作用もある．一方，視床下部体温調節中枢を抑制し，体温下降作用を示すが，解熱鎮痛薬とは異なり正常体温を下降させる．

D_2 受容体拮抗作用：ハロペリドール >> クロルプロマジン

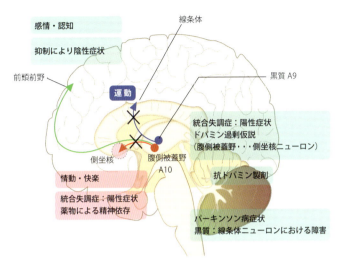

図 6-8 ドパミン受容体拮抗薬による副作用

表 6-2 統合失調症治療薬の副作用：ドパミン D_2 受容体拮抗薬

神経性副作用	症　状	多発時期	機　序	対　象
急性ジストニア	頭頸部や体軸の筋肉に出現しやすい不随意な持続性の筋収縮	数日	不明	抗コリン性パーキンソン病治療薬
パーキンソン症候群	パーキンソン病以外の変性疾患や薬物，精神疾患などによりパーキンソン様症状が認められる状態	数日〜数週	ドパミンネットワーク機能抑制	抗コリン性パーキンソン病治療薬
悪性症候群	抗精神病薬の開始や中断・再開などによって，高熱，意識障害，筋強直，横紋筋融解などをきたす症候群	数週	ドパミンネットワーク機能抑制	・投薬中止 ・ダントロレン（＋ブロモクリプチン）
アカシジア	動かずにはいられない衝動があり，同じ座位，立位姿勢をとり続けることができない状態	数日〜数週	不明	パーキンソン病治療薬
遅発性ジスキネジア	口周囲を中心に顔面，四肢に生じる不随意運動	数か月〜数年休薬で悪化	ドパミンネットワーク機能亢進	確実な治療法がなく，発症の予防が重要

セロトニン受容体機能と統合失調症の陰性症状／抑うつ症状

　セロトニン 5-HT_{2A}, 5-HT_{2C} 受容体は，中脳ドパミン神経の機能を調節している．G_q 共役型であるセロトニン 5-HT_{2A}, 5-HT_{2C} 受容体は，接続する GABA 神経を興奮させ，黒質および腹側被蓋野での GABA の遊離を引き起こし，線条体や前頭前皮質に投射するドパミン神経に対して，抑制的な機能をもっていると考えられている．これが，陰性症状，感情症状，認知症状，運動障

害を引き起こす一因であると考えられている．

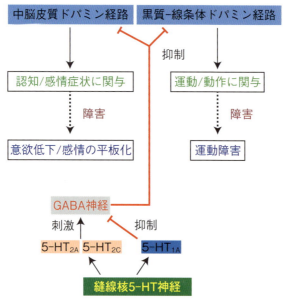

図6-9 セロトニン受容体機能と統合失調症

● 6-2-2 非定型抗精神病薬

(1) セロトニン・ドパミン受容体拮抗薬（serotonin dopamine antagonist：SDA）

SDAは，ドパミン D_2 受容体を遮断することで統合失調症陽性症状を治療する効果に加え，セロトニン 5-HT_2 受容体を遮断することで，黒質-線条体ドパミン神経の脱抑制が生じ，その結果，錐体外路症状の表出を軽減すると考えられている．さらに，セロトニン 5-HT_2 受容体拮抗作用は，陰性症状や認知機能の改善にも関与することが示唆されている．一方，セロトニン 5-HT_{2A} 受容体や 5-HT_{2C} 受容体遮断作用は体重増加や糖尿病を誘発あるいは悪化させる原因である可能性がある．さらには，投薬開始時の強い立ちくらみやめまいに注意を要する．また，弱いながらも，抗コリン作用に基づく自律神経系の副作用（口渇，便秘，排尿困難，動悸など）も誘導する．

① リスペリドン

受容体親和性はセロトニン 5-HT_{2A}，ドパミン D_2 受容体に対して高く，そのほかでは α_1 受容体などにも高親和性を示す．いずれも内活性はなく，拮抗作用となる．また，H_1 受容体にも親和性を示すが，抗コリン作用は示さない．リスペリドンは，陽性症状に対する改善作用が強く，鎮静作用もあるために，過興奮や激情を示す患者の第一選択薬となっている．これまで，発作的な急性期症状にはハロペリドールやペルフェナジンのような定型抗精神病薬（メジャートランキライザー）の筋注製剤が頓用として使用されてきたが，最近では定型抗精神病薬により問題となる薬剤性パーキンソン症状（無動など）や遅発性ジスキネジ

アなどの錐体外路系の副作用が比較的軽度であるリスペリドンが頻用されるようになっている．リスペリドンは，強いセロトニン 5-HT$_{2A}$ 受容体拮抗作用を有し，これが介在性 GABA 神経の抑制を生じ，連動する一部のドパミン神経回路を賦活化する，いわゆる脱抑制を引き起こす．すなわち，このセロトニン 5-HT$_{2A}$ 受容体拮抗作用が，リスペリドン自身のもつドパミン D$_2$ 受容体拮抗作用による錐体外路系の副作用の発現を軽減していると考えられている．しかしながら，強いドパミン D$_2$ 受容体拮抗作用から，中，高用量ではやはり錐体外路症状を呈し，また高プロラクチン血症を誘導する．一方，陰性症状に対しても有効であるが，この機序も強いセロトニン 5-HT$_{2A}$ 受容体拮抗作用による中脳皮質ドパミン神経系に対する間接的な賦活化作用によるものと考えられている．錠剤のほか，口腔内崩壊錠や内用液があり，1日1〜2回投与となっている．リスパダールコンスタ® 筋注用は，非定型抗精神薬で世界初の特攻性注射剤で，生体内分解性ポリマーを用いて，マイクロスフェアーに薬物を封入した製剤である．この製法によって，2週間に1回という投与法が可能となっている．

② ペロスピロン

日本発のセロトニン・ドパミン受容体拮抗薬である．また，セロトニン 5-HT$_{1A}$ 受容体の部分作動薬でもあるため，不安障害，抑うつならびに認知障害にも効果が期待できる．SDA にみられる錐体外路症状，高プロラクチン血症や脂質代謝障害を引き起こしにくいため，過興奮を伴わない初発患者に使用頻度が高い．

③ ブロナンセリン

セロトニン・ドパミン受容体拮抗薬である．受容体親和性はドパミン D$_2$ 受容体に最も高いが，錐体外路障害は，ハロペリドールよりも低く，リスペリドンと同等である．また，ほかの受容体に対する親和性が低いため，過鎮静，起立性低血圧，体重増加，耐糖能異常，QT 延長などのほかの受容体を介した副作用は少ない．

④ パリペリドン

リスペリドンの主要代謝物で，急性期の第一選択薬である．薬理作用はリスペリドンと類似している．一方，CYP を介した薬物相互作用がほとんどない．本剤には，浸透圧勾配を利用した放出制御機構である「OROS®」が採用されている．また，持効性注射剤も発売され，4週間にわたって効果を発揮する．

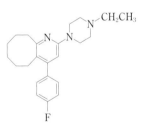

(2) 多元受容体標的化抗精神病薬（multi acting receptor targeted antipsychotics：MARTA）

H$_1$，D$_1$，D$_2$，D$_4$，5-HT$_{2A}$，5-HT$_{2C}$，M，α_1，α_2 の受容体などに対してほぼ同じ濃度範囲で拮

抗作用を示す非定型抗精神病薬で，陽性症状のみならず陰性症状にも有効である．

① オランザピン

　MARTA のスタンダードであり，D_2，5-HT_{2A}，5-HT_{2C}，M_1 および H_1 受容体などに対して強い拮抗作用を示す非定型抗精神病薬である．陽性，陰性のどちらの症状にも高い有効性を示す．1日1回投与が可能である．口腔内崩壊錠もある．多くの受容体に対する作用があるために，多剤併用大量療法から脱するための単剤化が可能となる製剤でもある．また，双極性障害の躁状態やうつ症状の両方に適応がある．一方，体重増加，耐糖能異常や脂質代謝異常を引き起こしやすいため，糖尿病やその既往歴のある患者では，使用禁忌である．

② フマル酸クエチアピン

　ヒスタミン H_1 や $α_1$ 受容体に高い親和性を示す．ドパミン神経系の遮断はそれほど強くなく，ノルアドレナリン神経遮断が優位である．徐放性製剤もあるため，1日1回の服用でよい．一方，オランザピン同様，体重増加，耐糖能の異常のある患者では注意が必要である．

③ クロザピン

　従来の統合失調症治療薬で改善が認められない治療抵抗性統合失調症に唯一有効な薬剤である．一方，無顆粒球症などの重篤な副作用の発現に対して注意が必要であり，使用はほかの抗精神病薬に対して治療抵抗性を示す統合失調症患者に限定し，血液モニタリングを主とした安全対策を実施したうえで慎重に使用する．クロザピンは，ドパミン D_2 受容体に対する親和性は極めて低く，セロトニン 5-HT_{2A} 受容体，ドパミン D_4 受容体に対して高い親和性を有する．また，ドパミン D_2 受容体遮断作用に依存しない中脳辺縁ドパミン神経系に対する選択的抑制作用を有すると考えられている．

④ アセナピン

　日本初の統合失調症用舌下錠である．速崩性製剤である．陽性症状および陰性症状のみならず認知機能や随伴症状の不安・うつなどに対しても効果が期待される．体重増加や血中プロラクチンに対する影響が少ない．また，双極性障害の気分の安定化にも効果が期待できる．アセナピンは，セロトニン 5-HT_{2A} 受容体およびドパミン D_2 受容体への拮抗作用に加え，ほかのセロトニン受容体（5-HT_{1A}，5-HT_{1B}，5-HT_{2B}，5-HT_{2C}，5-HT_6，5-HT_7），ほかのドパミン受容体（D_1，D_3），αアドレナリン受容体（$α_1$，$α_2$）およびヒスタミン受容体（H_1，H_2）の各サブタイプへの拮抗作用を有する一方で，ムスカリン性アセチルコリン受容体に対する親和性

は低い．

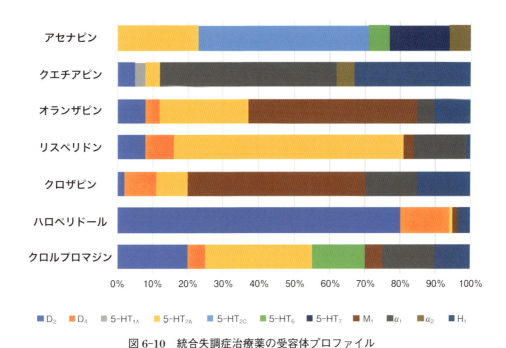

図 6-10　統合失調症治療薬の受容体プロファイル
（Meiji Seika ファルマ，「医薬品インタビューフォーム，シクレスト®舌下錠」，2016 年 3 月より引用・改変）

（3）ドパミンシステムスタビライザー
① アリピプラゾール

　アリピプラゾールは，ドパミン D_2 受容体部分アゴニスト作用を有することから，ドパミン作動性神経伝達が過剰活動状態の場合には，ドパミン D_2 受容体のアンタゴニストとして作用し，ドパミン作動性神経伝達が低下している場合には，ドパミン D_2 受容体のアゴニストとして作用するドパミンシステムスタビライザー（dopamine system stabilizer：DSS）である．さらに，アリピプラゾールはセロトニン 5-HT_{1A} 受容体部分アゴニスト作用およびセロトニン 5-HT_{2A} 受容体アンタゴニスト作用をあわせもっている．そのため，アリピプラゾールは錐体外路系の副作用が少なく，プロラクチン値が上昇しないなどの特性をもつ．一方，注意力・集中力・反射運動能力などの低下が起こることがあるため，自動車の運転などには注意が必要である．

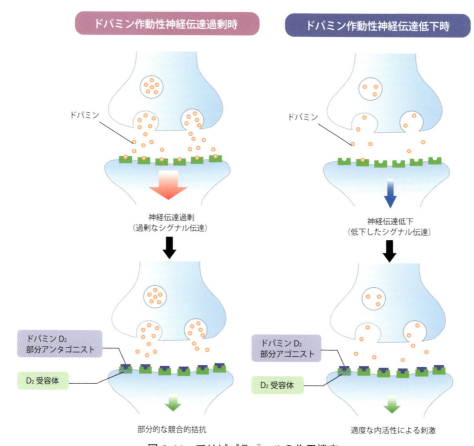

図 6-11 アリピプラゾールの作用機序

(4) セロトニンドパミンアクティビティモジュレーター（serotonin dopamine activity modulator：SDAM）

① ブレクスピプラゾール

　ブレクスピプラゾールは，ドパミン D_2 受容体およびセロトニン $5HT_{1A}$ 受容体に強く結合し，部分アゴニスト作用を発揮するのに対し，セロトニン $5HT_{2A}$ 受容体にはアンタゴニスト作用を示す．ブレクスピプラゾールのドパミン D_2 受容体に対する内活性（固有活性）は，アリピプラゾールの2/3 ほどであり，アリピプラゾールよりもドパミンのアゴニスト作用を強く抑制する．一方，ブレクスピプラゾールは，セロトニン $5HT_{1A}$ 受容体に対して，アリピプラゾールよりも結合親和性が高く，また固有活性が強いため，陰性症状に対する治療効果が期待できる．副作用は，アリピプラゾールと同様に，ほかの抗精神病薬に比べて少ない．

表 6-3　抗精神病薬の副作用

薬物	錐体外路症状	プロラクチン上昇	体重増加	糖異常	脂質異常	QT延長	過鎮静	低血圧	抗コリン性副作用
ハロペリドール	＋＋＋	＋＋＋	＋	0	0	0	＋＋	0	0
リスペリドン	＋	＋＋＋	＋＋	＋＋	＋＋	＋	＋	＋	0
ブロナンセリン	＋	＋＋	0	＋＋	＋＋	0？	＋？	0	0
クエチアピン	＋	0	＋＋	＋＋	＋＋	0	＋＋	＋＋	0
オランザピン	＋	0	＋＋＋	＋＋＋	＋＋＋	0	＋	＋	＋＋
アリピプラゾール	0	0	0	（＋）	0	0	＋	0	0
ブレクスピプラゾール	＋	0	0	（＋）	0	0	＋	0	0

（American Psychiatry Association Practice GL（2004）より引用・改変）

0：臨床用量内ではリスクがないもしくは少ない
＋：臨床適応内で，特に軽度に発症
＋＋：臨床用量内で時に発症
＋＋＋：臨床用量内で頻繁に発症
？：データ不足

神経発達症と治療薬

07

- 7-1 神経発達症群/神経発達障害群
- 7-2 自閉スペクトラム症/自閉症スペクトラム障害
- 7-3 自閉症スペクトラム障害の治療薬
- 7-4 注意欠如・多動症/注意欠如・多動性障害
- 7-5 注意欠如・多動性障害の治療薬/中枢興奮薬
- 7-6 デフォルトモードネットワークと認知行動療法

7-1　神経発達症群／神経発達障害群

米国精神医学会の診断基準であるDSM-5の改訂に伴い，これまで『通常，幼児期・小児期または青年期に初めて診断される障害』の分類にまとめられていた各種の精神障害・発達障害が，『神経発達障害（neurodevelopmental disorders）』と総称されるようになった．近年，神経発達症・神経発達障害に対する注目度はかなり高まっており，各精神疾患とのリンクが報告されている．ゲノム解析などの最新の臨床研究によって，遺伝的要因（同一遺伝子座における変異など）が複数疾患のクロスリンクを引き出している可能性が提唱されているが，環境的要因も重要であり，こうした因子の相互連関が神経発達症・神経発達障害を母体とした複数の精神疾患発症や，難治性精神疾患の発症の引き金になっている可能性が考えられる．

表7-1に神経発達症・神経発達障害群の分類を示す．

表7-1　神経発達症群（神経発達障害群）の分類

- 知的能力障害群
- コミュニケーション症群（コミュニケーション障害群）
- 自閉スペクトラム症（自閉症スペクトラム障害）
- 注意欠如・多動症（注意欠如・多動性障害）
- 限局性学習症（限局性学習障害）
- 運動症群（運動障害群）
- チック症群（チック障害群）
- ほかの神経発達症群（ほかの神経発達障害群）

7-2　自閉スペクトラム症／自閉症スペクトラム障害

これまで小児自閉症やアスペルガー障害などのサブカテゴリーを含む「広汎性発達障害」とよばれていたものが，DSM-5では「自閉症スペクトラム障害（autism spectrum disorder：ASD）」という1つの診断名に統合された．この改訂に伴い，アスペルガー障害はDSM-5のサブカテゴリーから削除されている．

自閉症スペクトラム障害は，遺伝要因の影響度が高いことが予想されている．発症時期は，小児期・児童期にあらわれはじめることが多いが，いわゆる「大人の発達障害」は，子どもの頃はほとんど問題がなかったにもかかわらず，社会人になり，様々なイベントに直面した際に表出する．これは小児期・児童期には症状が軽かったために問題視されなかった言動，行動が，成人になって道徳や規律を重要視する環境のなか，様々な身体・精神的負荷により問題が顕在化した，と解釈される．

(1) 自閉症スペクトラム障害の特徴
① 対人的コミュニケーションと社会的相互作用の障害
② コミュニケーションの質的な障害
③ 行動，興味および活動の限定された反復的で常同的な様式

・「おうむ返し」が多い.
・話すときの抑揚が異常である.
・言語による指示を理解できず,会話をしていてもかみあわない.
・話の文脈や言外の意味が理解できず,たとえ話がわからない.
・敬語が不自然である.
・身振りや指差し,目線,眼差し(目の動き)が理解できない.
・特定の手順や常同的な動作を繰り返す.
・特定の物事に対して強い興味をもち,その領域に関して膨大な知識をもつ.
※アスペルガー障害(DSM-IV):知的障害がないものの自閉症の特徴がある.

7-3 自閉症スペクトラム障害の治療薬

根本的な原因治療は困難であり,様々な対症療法のアプローチがなされている.
薬物療法のみならず,様々な心理社会的介入(認知行動療法など)が取り組まれている.

(1) リスペリドン
低用量を使用する.

(2) アリピプラゾール
低用量を使用する.「小児期の自閉スペクトラム症に伴う易刺激性」への適応がある.

低用量のリスペリドルやアリピプラゾールは,自閉症スペクトラム障害の以下の症状に治療効果がある.
・小児患者におけるかんしゃく
・攻撃性
・自傷行為
・気分の易変性などによって特徴づけられる怒りや欲求不満
・苦痛を表現する音声的,運動的な行動障害(易刺激性)

(3) オキシトシン
　オキシトシンには末梢組織ではたらくホルモンとしての作用と中枢神経での神経伝達物質としての作用がある.オキシトシンは,良好な対人関係が築かれているときに分泌されると考えられており,脳内報酬系ともリンクし,闘争欲や遁走欲,恐怖心を減少させる.さらには,抗酸化作用や抗炎症作用なども報告されている.わが国では未だ適応が認められていないが,国外では,知的障害のある自閉症患者にオキシトシンを投与したところ自閉症患者の社会性・コミュニケーション障害が改善することが報告されている.剤型には,点鼻薬や注射剤がある.

7-4 注意欠如・多動症 / 注意欠如・多動性障害

注意欠如・多動症 / 注意欠如・多動性障害（attention-deficit/hyperactivity disorder：ADHD）は，多動性（過活動），不注意（注意障害），衝動性を症状の特徴とする神経発達症あるいは行動障害である．DSM-IV において定義されていた「注意欠陥・多動障害」が，DSM-5 への改訂に伴い「注意欠如・多動症 / 注意欠如・多動性障害」へと改名された．

ADHD の診断基準は，これまで「7 歳以前に症状が認められていること」，とされていたが，DSM-5 では，兆候がみられる年齢を 12 歳まで引き上げられた．また，年齢を問わず発症する，いわゆる「大人の ADHD」の診断基準も付加された．ADHD は，他の精神関連疾患・発達神経症との併存も認められる．

ADHD の発症は，遺伝的要因に寄るところが大きいと考えられている．ADHD の子供は，学齢期で約 5% であるとされ，一般に男女比は男児のほうが高い．主症状のうち，多動性・衝動性は，小・中学生期で診断的寛解となるケースが認められるが，"不注意" は成人後も継続する場合がある．成人においてこうした症状が継続している場合は，自分自身の特性に違和感を感じ，社会性行動の低下のみならず，抑うつ，ギャンブル依存・アルコール依存などの他の精神関連疾患を併発するリスクが高い．大人の ADHD 発症率は，約 1.7% と推定されている．

(1) ADHD の主症状
① 不注意（inattention）
・簡単に気がそれる．
・細部をミスする．
・物事を忘れる．
・作業を集中して続けるのが難しい．
・作業が楽しくないと，すぐに退屈になる．
② 衝動性（impulsive）
・結論なしに喋りつづける．
・ほかの人を遮って喋る．
・自分の話す順番を待つことができない．
③ 過活動（hyperactive）
・じっと座っていることができない．
・絶え間なく喋り続ける．

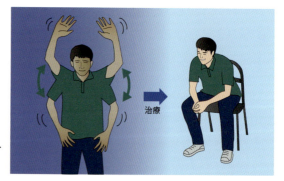

7-5 注意欠如・多動性障害の治療薬 / 中枢興奮薬

ADHD の発症機序は明確にはなっていないが，前帯状回や前頭前野などの機能障害が想定されている．そのため，その症状は，ドパミンやノルアドレナリンがうまく脳内ではたらかなくなっていることに起因すると考えられている．現在，児童・青年の ADHD の治療における第一

選択肢は心理療法（心理教育，ペアレント・トレーニング，認知行動療法など）が推奨されている．薬物療法は，あくまでも対症療法であり，専門医の指示の下で使用されることが望まれている．

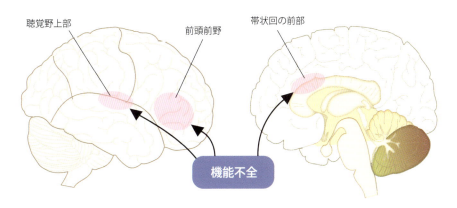

図7-1 注意欠陥多動性障害の発症機序

(1) ADHDの治療に用いられる中枢興奮薬
① メチルフェニデート徐放剤

ドパミントランスポーター（DAT）およびノルエピネフリン（アドレナリン）トランスポーター（NET）に結合し，再取り込みを抑制することにより，シナプス間隙に存在するドパミンおよびノルエピネ

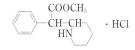

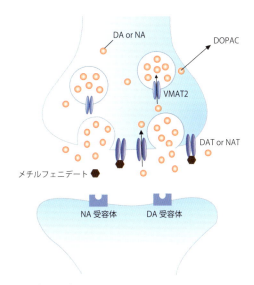

DA（dopamine）：ドパミン
NA（noradrenaline）：ノルアドレナリン
DAT（dopamine transporter）：ドパミントランスポーター
NAT（noradrenaline transpoter）：ノルアドレナリントランスポーター
VMAT2（vesicular monoamine transporter 2）：小胞モノアミントランスポーター2

図7-2 メチルフェニデートの作用機序

フリンを増加させて神経系の機能を亢進する．

メチルフェニデート徐放剤は，ADHD およびナルコレプシーに使用されている．治療量（10 mg 内服）で血圧上昇は認められないが，カテコールアミンの感受性を増大させるので，高血圧患者や交感神経興奮状態では注意を要する．メチルフェニデートの副作用には，中枢興奮作用に基づくけいれん誘発がある．

② アトモキセチン

神経終末の NET に対する選択的阻害作用により，薬理効果を発揮する．投与開始 2 週目から症状改善が認められ，6〜8 週間で安定した効果が得られる．

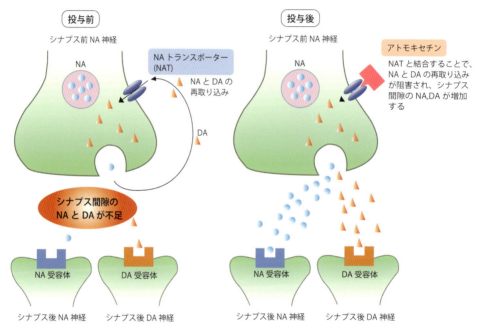

図 7-3 アトモキセチンの作用機序

③ グアンファシン

グアンファシンは，前頭前皮質において，後シナプスの錐体細胞に存在する α_{2A} 受容体を選択的に刺激し，シグナル伝達を増強させることで ADHD の治療効果を発揮する．グアンファシンは，前シナプスからのモノアミンの遊離促進・再取り込み作用を示さない．臨床では，徐放製剤が用いられている．

(2) その他の中枢興奮薬

① ペモリン

うつ状態における傾眠および意欲の低下，ナルコレプシーおよび原発性過

眠症など傾眠疾患に対して使用される中枢神経刺激薬である．ドパミン再取り込み阻害などにより，薬理作用を発揮する．覚醒作用，精神賦活作用，大脳皮質の賦活作用を示し，睡眠発作，傾眠傾向，精神的弛緩の改善に使用されており，慢性疲労時の強壮剤としても効果がある．

② モダフィニル

モダフィニルは，ナルコレプシーおよび閉塞性睡眠時無呼吸症候群に対しての適用が認められている．正確な作用機序は不明であるが，脳内におけるドパミン神経，ノルアドレナリン神経，グルタミン酸神経，ヒスタミン神経などに作用することで，覚醒促進作用を示すことが示されている．
モダフィニルは，麻薬及び向精神薬取締法にて第一種向精神薬に指定されており，管理上の注意が必要である．

7-6　デフォルトモードネットワークと認知行動療法

(1) デフォルトモードネットワーク（default mode network：DMN）

　後部帯状回と前頭葉内側をつなぐ長い回路（デフォルトモードネットワーク：DMN）は，情報の統合のために，効率的に機能する．しかしながら，老化に伴って，その回路の退縮や機能不全が引き起こされると考えられている．なかでも，背外側前頭前皮質（dlPFC/DLPFC）は，DMN の制御に重要であり，この領域が破綻すると，判断／意思決定，認知が劣化する．dlPFC を介するネットワーク障害は，うつ病，自閉症，統合失調症，慢性疼痛，ADHD，認知症，アルツハイマー型認知症など，様々な精神疾患・神経内科疾患の発症にかかわるとされている．例えば，うつ病や統合失調症の陰性症状を呈する患者は，dlPFC の活動が低下すると考えられている．

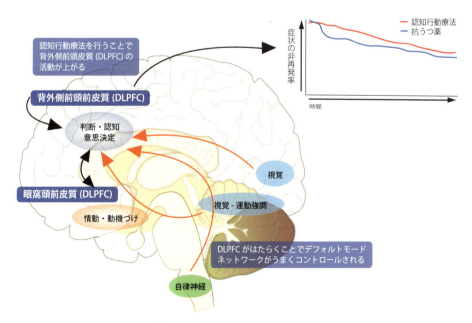

図 7-4　背外側前頭前皮質の機能

(2) **認知行動療法**（cognitive behavioral therapy：CBT）

　認知の歪みがある症状では，CBT により，現実的でしなやかな考えに引き戻す．

　CBT は，主観的な固執から，客観的解釈へ目を向けさせることを目的とする．以下に具体的な手続きを列挙する．

・「思い」を吐き出させ，自身の考えていること，感じることを「言葉」にさせる．
・原因を明らかにさせる．
・問題点を数値化させる．
・成功例を列挙させ，いい形で物事が解釈，解決できるようにさせる．
・不幸ではないこと，自分は悪くないこと（根拠と反証）を自覚させる．
・行動の優先順位をつけさせ，行動活性化を促す．

―集団で色々とアドバイスする集団認知行動療法―
　他人を見て，自身を考えさせる．

パーキンソン病と治療薬

08

8-1　パーキンソン病とは
8-2　パーキンソン病の治療薬

8-1　パーキンソン病とは

　パーキンソン病（Parkinson's disease）は振戦（ふるえ），筋固縮，無動，姿勢反射障害（転びやすくなること）を主徴とする神経変性疾患である．50歳以上で発症することが多い．時に40歳以下で発症する場合があり，若年性パーキンソン病とよばれる．若年性パーキンソン病の多くは，遺伝的な背景による家族性のパーキンソン病が多いが，パーキンソン病の9割以上は遺伝子の欠失や変異などは認められず，生活環境や加齢，食物などにより後天的に発症する孤発性パーキンソン病に分類される．パーキンソン病は神経変性疾患のなかでもアルツハイマー病の次に多い疾患であり，1,000人に1人，また，60歳以上では100人に1人の割合で発症することが知られている．すなわち，高齢になるほど，発症率が高くなる．孤発性パーキンソン病の原因は未だ不明だが，家族性パーキンソン病ならびに孤発性パーキンソン病に共通する現象としては，中脳黒質から線条体に投射するドパミン神経系の機能が低下し，最終的には脱落に至る過程があげられる．そのため，パーキンソン病態の薬物治療としては，ドパミン神経自体あるいはドパミン神経を介したネットワークの機能を亢進させる薬物がおもに選択される．

表8-1　パーキンソン病の4大症状

振　戦	動作をしていないときに手や足に細かな震えが生じる現象で，動作時には緩和される．片側から始まり，やがて両側に認められるようになる．
無動・寡動	動作が遅くなったり，運動量が減少する症状で，筋固縮とは異なる．歩くスピードが遅くなり，姿勢は前屈になって，足をひきずって歩くようになる．
筋固縮	筋肉の緊張が高まり，固まるように，手足の動きが遅くなる．また，ほかの人が介在して手足を動かすと，「歯車現象」というカクカクした抵抗感がある行動を示す．
姿勢反射障害	体が傾いたときに姿勢を立て直すことができなくなり，転びやすくなる現象．発症初期にはみられないことが多い．

表8-2　パーキンソン病の周辺症状

運動系の症状	自律神経系の症状
振戦 筋固縮　　パーキンソン病の 無動・寡動　　4大症状 姿勢反射障害	便秘 起立性低血圧 排尿障害 嚥下障害
精神系の症状	その他
抑うつ 幻覚・妄想 認知症	脱力感 手足の変形

　パーキンソン病態では，中脳の黒質から線条体へ投射するドパミン神経の機能低下ならびに脱落が認められる．黒質ドパミン神経の投射先である線条体や淡蒼球は錐体外路系に分類され，「不随意運動」を担うとされている．そのため，パーキンソン病の症状としては，左右差のある安静時振戦が認められる．振戦にはパーキンソン病で認められる振戦のほかに，本態性振戦があ

る.両者の相違点として,パーキンソン病の振戦が静止時(安静時)に出現するのに対し,本態性振戦では意識してコップを持つなど一定の姿勢を保とうとするとき(姿勢時)や,人前で文字を書く,箸を使って何かを取ろうとするとき(動作時)に出現する.本態性振戦はパーキンソン病に比べ患者数は多く,精神的に緊張したときに症状が強くなる傾向があるのが特徴である.本態性振戦の治療の基本はβ遮断薬(アロチノロール)である.その他,ボツリヌス毒素療法や手術療法があるが,ボツリヌス毒素療法に関しては日本では保険適用になっていない.一方,パーキンソン病態における非運動症状にも最近注目が集まっており,うつなどの精神症状や便秘などの自律神経症状や痛みなどの知覚神系症状も伴うことが明らかとなっている.

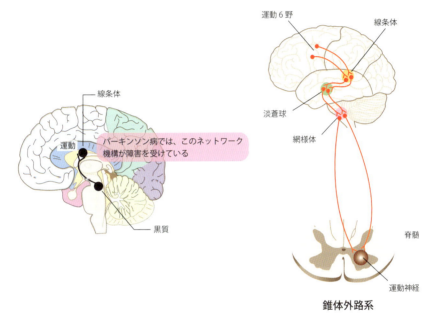

図8-1 パーキンソン病による黒質-線条体ドパミン神経系の障害と運動機能障害

ドパミンの量が正常の20%以下になると,パーキンソン病に特有の運動症状を主徴とした神経症状が認められるようになる.脳神経細胞上にα-シヌクレインやレビー小体などのタンパク質が凝集して溜まることも知られている.

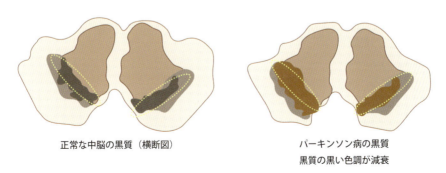

図8-2 パーキンソン病における黒質の変化

パーキンソン症候群（パーキンソニズム）は，パーキンソン病と類似の症状が発現する疾患群のことである．薬剤性パーキンソニズムは，黒質-線条体のドパミンのD_2受容体の遮断により引き起こされる．一般に，高齢者は薬剤性パーキンソニズムを発症しやすいことが知られている．

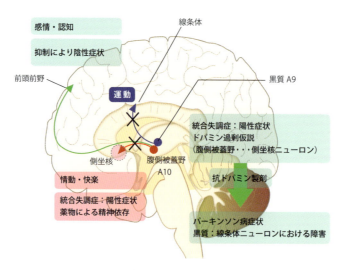

図8-3　薬剤性パーキンソニズム

表8-3　統合失調症治療薬の副作用：ドパミンD_2受容体拮抗薬

神経性副作用	症　状	多発時期	機　序	対　象
急性ジストニア	頭頸部や体軸の筋肉に出現しやすい不随意な持続性の筋収縮	服用後数日	不明	抗コリン性パーキンソン病治療薬
パーキンソン症候群	パーキンソン病以外の変性疾患や薬物，精神疾患などによりパーキンソン様症状が認められる状態	数日〜数週間	ドパミンネットワーク機能抑制	抗コリン性パーキンソン病治療薬
悪性症候群	抗精神病薬の開始や中断・再開などによって，高熱，意識障害，筋強直，横紋筋融解などをきたす症候群	数週間	ドパミンネットワーク機能抑制	・投薬中止 ・ダントロレン 　（＋ブロモクリプチン）
アカシジア	動かずにはいられない衝動があり，同じ座位，立位姿勢をとり続けることができない状態	数日〜数週間	不明	パーキンソン病治療薬
遅発性ジスキネジア	口周囲を中心に顔面，四肢に生じる不随意運動	数か月〜数年間休薬で悪化	ドパミンネットワーク機能亢進	確実な治療法がなく，発症の予防が重要

表 8-4 統合失調症とパーキンソン病

	統合失調症	パーキンソン病 (錐体外路障害)
中脳ドパミン神経系の変化	陽性症状 　　機能亢進 　(中脳辺縁系：腹側被蓋野→側坐核) 陰性症状 　　機能低下 　(中脳皮質系：腹側被蓋野→大脳皮質)	機能低下 (黒質→線条体)
薬物治療	陽性症状：妄想など 　　ドパミン D₂ 受容体遮断薬 陰性症状：感情の平板化など 　　セロトニン 5-HT₂ 受容体遮断薬 　　　　　　SDA, MARTA 　　　　　▼ 　　脳内ドパミン遊離量の調節	錐体外路症状 　　ドパミンの補充 (L-dopa) 　　ドパミン D₂ 受容体作動薬 　　抗コリン薬 (M₁ 受容体遮断) 　　アデノシン A₂ₐ 受容体遮断薬 （アデノシン Ach／DA のバランス図） 錐体外路障害の線条体における神経伝達物質のバランス

8-2　パーキンソン病の治療薬

パーキンソン病の薬物療法は表 8-6 のとおりに分類される．それぞれに特徴があり，必要に応じて組み合わせて服薬する．薬物療法の基本となる薬剤としては，レボドパならびにドパミン受容体作動薬がある．パーキンソン病の早期にはどちらも有効であるが，レボドパによる運動合併症が起こりやすい若年者は，ドパミン受容体作動薬から治療開始すべきである．一方，高齢者（70 歳以上）および認知症を合併している患者は，ドパミン受容体作動薬によって幻覚・妄想が誘発されやすく，運動の合併症の発現は若年者ほど多くないのでレボドパで治療開始するほうが望ましい．パーキンソン病の症状の程度，治療経過や副作用などに応じて治療薬の選択を考慮する必要がある．

表 8-5 パーキンソン病治療アルゴリズム

薬物療法の基本となる薬剤	レボドパ，ドパミン受容体作動薬
補助的に使用する薬剤	ドパミン放出促進薬 ドパミン／レボドパの代謝阻害薬 抗コリン薬 ノルアドレナリン補充薬

表 8-6 パーキンソン病の治療（薬物療法）

標 的	種 類	名 称
ドパミンの補充	レボドパ含有製剤	レボドパ レボドパ＋ベンセラシド レボドパ＋カルビドパ
ドパミン受容体の刺激	麦角アルカロイド誘導体	ブロモクリプチン（D_2） ペルゴリド（D_1, D_2） カベルゴリン（D_1, D_2）
	非麦角アルカロイド誘導体	タリペキソール（D_2） ロピニロール（D_2, D_3） プラミペキソール（D_2, D_3） アポモルヒネ（D_1, D_2） ロチゴリン（D_1, D_2, D_3）
ドパミン放出促進		アマンタジン
ドパミン／レボドパの代謝阻害	MAO_B 阻害	セレギリン ゾニサミド
	COMT 阻害	エンタカポン
抗コリン		トリヘキシフェニジル ビペリデン
ノルアドレナリンの補充		ドロキシドパ
アデノシン A_{2a} 受容体阻害		イストラデフィリン

(1) ドパミンの補充

① レボドパ製剤

　パーキンソン病の治療においては，ドパミン補充療法が最も有効な治療法である．レボドパ（L-dopa）は，ドパミンの前駆物質で，脳内のドパミン作動性神経内でドパミンとなり，パーキンソン病患者脳内において不足しているドパミンを補う．統合失調症治療薬などのドパミン D_2 受容体遮断薬で起こる薬剤性パーキンソニズムには，レボドパは無効である．

　ドパミンは血液脳関門を通過できないので末梢投与は無効である．一方，レボドパは血液脳関門を通過することができる．しかしながら，レボドパは末梢において，芳香族 L-アミノ酸脱炭酸酵素（aromatic L-aminoacid decarboxylase：AADC，ドパ脱炭酸酵素＝ドパデカルボキシラーゼ）により，ドパミンへ代謝され，カテコール-O-メチル基転移酵素（COMT）により，3-O-メチルドパへ代謝されてしまうため，レボドパの脳内移行性を高めるために，カルビドパやベンセラジドのような，AADC の阻害薬を併用する．

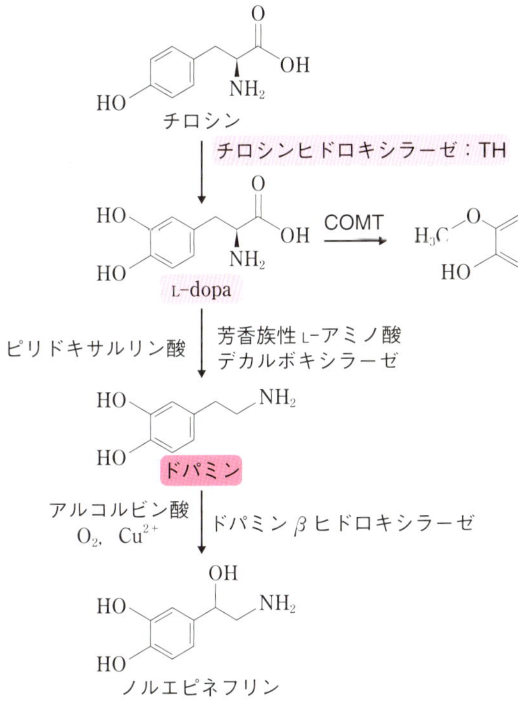

図8-4 ドパミン合成

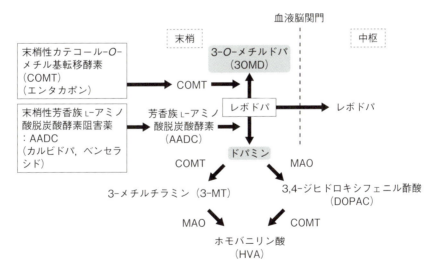

図8-5 ドパミン代謝とパーキンソン病治療薬

表 8-7　L-dopa ＝レボドパによる効果の減弱と副作用

症　状	名　称	特　徴
効果の減弱を伴う症状	ウェアリングオフ（wearing-off）現象	L-dopa の作用時間が短縮し，L-dopa が効いて症状がよい状態と，効果が弱くなり症状があらわれた状態を 1 日何度も繰り返す現象
	on-off 現象	L-dopa の服用時間と関係なく急激な症状の軽快と増悪が繰り返される現象
	no-on 現象	L-dopa を服用しても効果発現がみられない現象
副作用としての症状	ジスキネジア	手足，体や口，舌などが勝手に動く現象
	ジストニア	不随意な持続性の筋収縮であり，頭頸部や体軸の筋肉に出現しやすい
	精神症状	幻視，妄想など

　パーキンソン病に対する薬物治療は対症療法であるため，症状を抑えるために，薬物療法は長期化する．パーキンソン病の進行に伴い，黒質のドパミン神経が減少/脱落することで，レボドパの効果が減弱する．このようなレボドパの長期服用により，効果の減弱を伴う症状として，wearing-off 現象，on-off 現象などが挙げられる．レボドパの作用時間が 2 時間と短いこともその原因の 1 つである．こうした効果の減弱に伴う運動障害の発現をおそれて，レボドパを過剰に服薬した場合，身体が勝手に動くレボドパ誘発性のジスキネジアが誘発される．その場合は，レボドパを減量し，薬効が安定したら長時間型のドパミン受容体作動薬などを併用するなど，レボドパを適切な治療域で使用する手続きをとることが重要である．末梢性 COMT 阻害薬やアデノシン A_{2a} 受容体阻害薬も wearing-off 現象に対して有効である．また，レボドパの過剰投与による薬剤誘発性幻覚/せん妄に対しては，抗コリン薬やドパミン遊離放出薬などに代替し，レボドパの減量を試みることも重要である．

(2) ドパミン受容体の刺激
① 麦角アルカロイド誘導体
　長期の使用により心臓弁膜症をきたす危険性があり，使用時には心エコーによるモニタリングを行うなど注意が必要である．
ⅰ) ブロモクリプチン
　線条体のドパミン D_2 受容体を直接刺激して，抗パーキンソン病作用を示す．持続的に血中プロラクチン値を低下させる作用を有する．

ⅱ) ペルゴリド
　黒質-線条体のドパミン D_1/D_2 両受容体を直接刺激して，抗パーキンソン病作用を示す．

ⅲ）カベゴリン
　ドパミン D_1/D_2 受容体を直接刺激して，抗パーキンソン病作用を示す．長時間作用型製剤である．

② 非麦角アルカロイド誘導体
　一般に，麦角アルカロイドに比べて，副作用が少ないと考えられているが，前兆のない突発的睡眠，睡眠発作，起立性低血圧，傾眠，めまい，意識消失，失神などがあらわれることがあるので，投与中の患者には自動車の運転，機械の操作，高所作業など，危険を伴う作業に従事させないように注意することが重要である．

ⅰ）タリペキソール
　ドパミン D_2 受容体を選択的に直接刺激して，抗パーキンソン病作用を示す．眠気の副作用が強いため，注意が必要である．

ⅱ）ロピニロール
　ドパミン D_2，D_3 受容体を選択的（$D_2 > D_3$）に直接刺激して，抗パーキンソン病作用を示す．ドパミン D_1，D_5 受容体への親和性は低い．1日1回内服の徐放剤もあるため，使用しやすい．ジスキネジア発現遅延効果およびレボドパ製剤併用例で症状が悪くなる（off）時間の短縮効果を有する．突発性睡眠が起こる可能性がある．

ⅲ）プラミペキソール
　ドパミン D_2，D_3 受容体を直接刺激して，抗パーキンソン病作用を示す．ドパミン D_1，D_5 受容体への親和性は低い．レストレスレッグス症候群にも適応がある．突発性睡眠が起こる可能性がある．

ⅳ）アポモルヒネ
　ドパミン D_1，D_2 受容体を直接刺激して，抗パーキンソン病作用を示す．パーキンソン病におけるオフ症状の改善作用を有する．使用は，レボドパ含有製剤の頻回投与・ほかのパーキンソン病治療薬の増量で十分な効果が得られない場合に限る．

ⅴ）ロチゴチン
　ドパミン D_1，D_2，D_3 受容体を直接刺激して，抗パーキンソン病作用を

示す．消化管での初回通過効果を受けやすいため，経口剤には適さず，1日1回の経皮吸収型製剤となっている．レストレスレッグス症候群にも適応がある．

表 8-8　麦角/非麦角アルカロイド誘導体の副作用

ドパミン受容体作動薬	副作用
麦角アルカロイド誘導体	悪心，嘔吐
非麦角アルカロイド誘導体 （ロピニロール，プラミペキソール）	突発性睡眠，傾眠

(3) ドパミン放出促進

ⅰ）アマンタジン

黒質-線条体ドパミン神経からのドパミン遊離を促進し，抗パーキンソン病作用を示す．A型インフルエンザウイルスに対する抗ウイルス作用も示す．

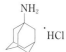

(4) ドパミン/レボドパの代謝阻害

ⅰ）セレギリン，ゾニサミド

B型モノアミン酸化酵素（MAO_B）阻害薬であり，ドパミンのMAO_Bによる分解を阻害する．

ⅱ）エンタカポン

末梢性カテコール-O-メチル基転移酵素（COMT）阻害薬であり，末梢において，レボドパから 3-O-メチルドパへの代謝を阻害し，血中レボドパの脳内移行を促進する．エンタカポンは，レボドパ含有製剤（レボドパ・カルビドパ，レボドパ・ベンセラシド）との併用により，パーキンソン病の wearing-off 現象の改善に用いられる．

(5) 中枢性抗コリン薬（中枢性ムスカリン受容体遮断薬）

ⅰ）トリヘキシフェニジル，ビペリデン

ドパミン D_2 受容体遮断作用の強い，統合失調症治療薬などによる薬剤性パーキンソン症候群に有効である．

末梢性抗コリン作用による副作用（口渇，便秘，排尿困難など）に注意する．緑内障や重症筋無力症の患者には禁忌である．

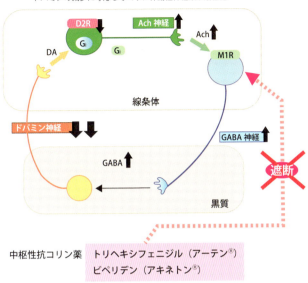

図 8-6 中枢性抗コリン薬の作用機序

(6) ノルアドレナリンの補充

ⅰ) ドロキシドパ

ノルアドレナリンの前駆体である．脳内で，芳香族 L-アミノ酸脱炭酸酵素により，ノルアドレナリンに変換され，ノルアドレナリンを補充することにより，パーキンソン病患者のすくみ足を改善する．

【パーキンソン病態における脳内ノルアドレナリンの減少とすくみ足】

パーキンソン病患者はすくみ足や立ちくらみといった中枢性のノルアドレナリンの減少に伴って引き起こされる特徴的な症状を引き起こす．ノルアドレナリンはドパミンがドパミン β-水酸化酵素（ドパミン β ヒドロキシラーゼ）により代謝されることにより産生される．パーキンソン病による脳内ドパミン不足が，ノルアドレナリン神経の起始核である青斑核においても引き起こされ，それに伴ってノルアドレナリンの産生も抑制される．すくみ足は，パーキンソン病態の後期に引き起こると考えられている．

(7) アデノシン A_{2a} 受容体阻害

ⅰ) イストラデフィリン

レボドパ含有製剤で治療中のパーキンソン病における wearing-off 現象の改善のために併用される．単独では使用しない．本剤は，黒質ドパミン神経の投射先である線条体あるいは淡蒼球におけるアデノシン A_{2a} 受容体を阻害することにより，レボドパ含有製剤での治療中のパーキンソン病における wearing-off 現象を改善する．線条体の

GABA神経上（中型有棘神経細胞）のアデノシンA_{2a}受容体の阻害は，黒質ドパミン神経の変性・脱落により引き起こされるGABA神経の過剰興奮を抑制する．このことより，神経ネットワークのバランスを正常な状態に近づけ，パーキンソン病様症状を改善する．本剤はヒト組換えアデノシンA_{2A}受容体に対し，高い親和性を示すが，ヒト組換えアデノシンA_1, A_3受容体への親和性は低い．中等度の肝障害のある患者やCYP3A4を強く阻害する薬剤を投与中の患者には注意する．ジスキネジアのある患者では，本剤の投与によりジスキネジアを悪化させることがあるため，患者の状態を注意深く観察しながら投与する．ジスキネジアが悪化した場合には必要に応じ，本剤の減量，休薬または投与中止などの適切な処置を行う．

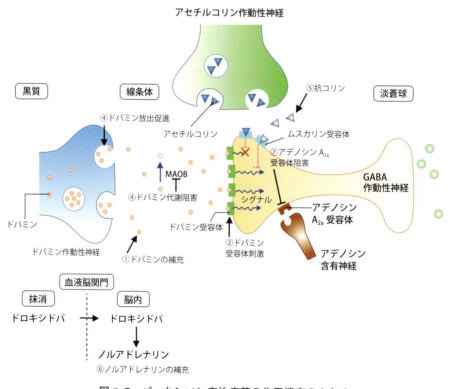

図8-7　パーキンソン病治療薬の作用機序のまとめ

Chapter 8-1 コラム

世界初 パーキンソン病患者の脳に iPS 細胞を移植

　Induced pluripotent stem（iPS）細胞は，多分化能と自己複製能を有する多能性幹細胞であり，患者を含む特定の個人由来の体細胞より樹立され，再生医療や疾患解析への応用が期待されている．パーキンソン病においても，iPS 細胞から分化させたドパミン神経細胞を用いた疾患解析が進められており，発症メカニズムの一端が明らかとされつつある．また，iPS 細胞から作製した神経前駆細胞をパーキンソン病患者の脳に移植する医師主導の臨床試験が進められ，2018 年には，第一症例目の被験者に世界で初めて細胞移植が行われたことが報告された．この臨床試験は，あらかじめストックされた健常者の iPS 細胞からドパミン神経の前駆細胞を作製し，パーキンソン病患者の脳内（線条体領域）に移植することによる安全性および有効性を評価するものである．iPS 細胞の患者への利用は，加齢黄斑変性症患者の網膜への iPS 細胞移植に次ぐものであり，iPS 細胞治療の実用化に向けた大きなステップとして今後さらなる進展が期待される．

認知症と治療薬

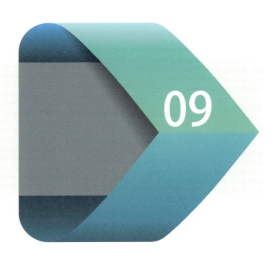

- 9-1 認知症とは
- 9-2 アルツハイマー病による認知症とは
- 9-3 アルツハイマー病による認知症の治療薬
- 9-4 アルツハイマー病による認知症以外の認知症
- 9-5 脳血管疾患

9-1　認知症とは

　認知症とは，一度正常に発達した知的機能が，後天的かつ器質的な脳障害により低下し，社会性の喪失や，日常生活が営めなくなった状態をいう．その多くは，原因不明の進行性の大脳の変性と神経細胞脱落により起こるアルツハイマー型認知症および脳梗塞などで引き起こされる脳血管障害認知症である．また，認知症は，アルツハイマー病による認知症，レビー小体型認知症，前頭側頭型認知症，血管性認知症に分類される．

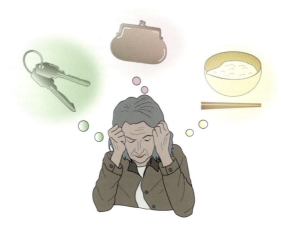

表 9-1　認知症の分類

- ●アルツハイマー病による認知症
- ●レビー小体型認知症
- ●前頭側頭型認知症
- ●血管性認知症

9-2　アルツハイマー病による認知症とは

　アルツハイマー病による認知症は，発症原因が不明であり，脳内で様々な変化が起こるが，特に大脳の頭頂葉，側頭葉に萎縮が認められ，辺縁系では海馬の萎縮が顕著である．脳内の神経細胞が減少することにより，脳が病的に萎縮し，高度の知能低下や，晩期には人格の崩壊が起こる．病状は，ゆっくりと進行し，知的機能の低下を主体とした中核症状や，意欲・行動・情緒の障害などの周辺症状があらわれる．具体的な中核症状として，記銘力障害（物盗られ妄想，事象を丸ごと忘れる），意味記憶障害，視空間失認，自発性低下，見当識障害（現在の時刻，日付，場所，人物などがわからなくなる）などがあり，これらは徐々に悪化する．一方，初期の段階では運動麻痺や感覚障害などの神経症状は起こらない．また，本人は病気だという自覚がないの

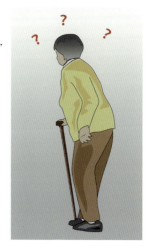

が特徴である．進行は緩徐であり，常に進行する．全過程は約10年かけて起こる．一般的には，女性に多い病気である．

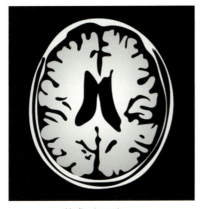
健常（MRI）

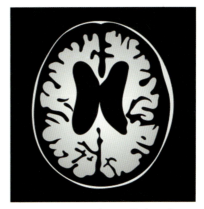
アルツハイマー病（MRI）

図9-1　アルツハイマー病の典型的MRI画像（仮想）

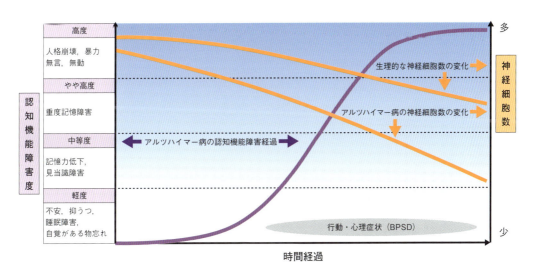

図9-2　アルツハイマー病による認知機能障害の時間経過

　アルツハイマー型認知症において，記憶や学習に重要な役割を果たす大脳皮質や海馬に入力しているコリン作動性神経の起始核であるマイネルト核の神経細胞の変性・脱落により，関連領域のアセチルコリンとアセチルコリンの合成酵素であるコリンアセチルトランスフェラーゼが減少する．海馬や大脳皮質におけるアセチルコリンの減少は，アルツハイマー型認知症における学習，記憶の低下と相関する．そのため，アセチルコリンを補うことを目的として，アセチルコリンの分解酵素であるコリンエステラーゼの阻害薬がアルツハイマー型認知症の治療薬となる．脳全体（特に側頭葉や頭頂葉）が萎縮し，通常1,400 g前後ある脳の重さが，発症後10年くらい経つと800〜900 g以下に減少する．

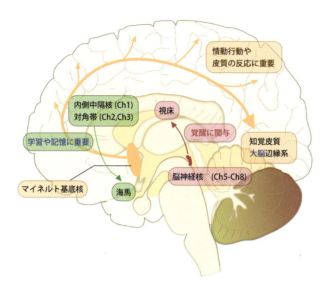

図 9-3　脳内のアセチルコリン神経ネットワーク

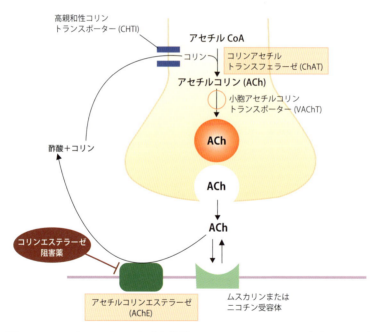

図 9-4　アセチルコリンの合成と代謝-コリンエステラーゼ阻害薬の作用点

9-3 アルツハイマー病による認知症の治療薬

現在使用されているアルツハイマー型認知症の治療薬は下記のとおりである.

(1) ドネペジル（経口）

アルツハイマー型認知症やレビー小体型認知症における認知症症状の進行抑制のために使用される．原因治療にはならない．中枢性アセチルコリンエステラーゼを可逆的に阻害し，脳内のアセチルコリン量を増加させ，アルツハイマー型認知症における認知症症状の進行を抑制する．レビー小体型認知症における認知症症状の進行抑制にも使用される．レビー小体型認知症に適応があるのはアリセプト®のみである．副作用として，嘔気，下痢などがある．一方，洞不全症候群，心房内および房室接合部伝導障害などの心疾患のある患者，消化性潰瘍の既往歴のある患者，非ステロイド性消炎鎮痛剤投与中の患者，気管支喘息または閉塞性肺疾患の既往歴のある患者，錐体外路障害（パーキンソン病，パーキンソン症候群など）のある患者には慎重投与が必要である．

(2) ガランタミン（経口）

軽度および中等度のアルツハイマー型認知症における認知症症状の進行抑制のために使用される．中枢性アセチルコリンエステラーゼを可逆的に阻害する．また，ニコチン性アセチルコリン受容体に対して，アロステリック活性化リガンド（ポジティブアロステリックモジュレーター）としてはたらき，アセチルコリンによるニコチン性アセチルコリン受容体の感受性を亢進させる．さらには，神経保護作用も有しているとされている．軽度および中等度のアルツハイマー型認知症の進行抑制に使用される．半減期がドネペジルより短く，1日2回投与である．

(3) リバスチグミン（貼付）

中枢性アセチルコリンエステラーゼおよびブチリルコリンエステラーゼを阻害し，脳内アセチルコリン量を増加させる．軽度および中等度のアルツハイマー型認知症の進行抑制に使用される．ブチリルコリンエステラーゼは，おもに血液，腎臓，腸，肝臓，肺，心臓および中枢神経系など幅広い臓器に存在し，ブチリルコリンとアセチルコリンを両方分解する．ほかの認知症治療薬と異なり，貼付剤である．ほかの認知症治療薬よりも消化器系の副作用が起こりにくい．

(4) メマンチン（経口）

NMDA 受容体を非競合的に拮抗し，神経細胞内への過剰な Ca^{2+} 流入を抑

制することにより，神経細胞保護作用を示す．中等度ならびに高度アルツハイマー型認知症の進行を抑制する．

9-4　アルツハイマー病による認知症以外の認知症

(1) レビー小体型認知症

1996年に診断基準が確立された認知症である．長きにわたり，アルツハイマー型認知症と混同されてきた．レビー小体型認知症は，後頭葉に障害が認められ，症状としては，幻視（いないはずの子供が見えるなど），睡眠障害（眠っている間に怒鳴るなど），妄想，パーキンソニズム（安静時振戦は目立たない．無動・筋固縮が主体）や自律神経症状が認められ，数分から数日スパンで，認知機能の変調が起こることが特徴である．病識はなく（初期は病識がある場合がある），人格は晩期に崩壊することが多い．進行は緩徐であるが，継続して進行する．解剖学的には海馬の萎縮は比較的軽度である．同様に，レビー小体が溜まる病態としては，パーキンソン病があり，パーキンソン病では，脳幹領域におけるレビー小体の蓄積が限局されているが，レビー小体型認知症では，大脳皮質などをはじめとして，中枢神経系に広汎に蓄積される．後頭葉の血流や代謝低下が認められることも特徴の1つであるが，ほかの認知症と異なり脳の萎縮が目立たないので，画像診断では判断しにくい．発症は女性よりも男性に多い．現在，レビー小体型認知症に適応のある薬物として，コリンエステラーゼ阻害薬であるドネペジル（アリセプト®のみ）があげられる．レビー小体型認知症に伴うパーキンソニズムに対してはMAO_B阻害薬であるゾニサミド（トレリーフ®）が2018年7月より追加適応となった．

(2) 前頭側頭型認知症/Pick 病（前方型）

前頭側頭型認知症/Pick 病は，前頭葉や側頭葉に障害が認められる．症状としては，人格変化（我が道を行く行動など（交通ルールを無視して赤信号を通過する，売り物を断りなく持ってきてしまうなど）），常同行動，滞続言語（その場とは関係ない言葉のフレーズがいつも出てくる）がみられ，病識はなく，人格は早期より崩壊する．物忘れはない．進行は緩徐であるが，進行は止まらない．ほかの認知症よりも若年で起こる場合が多い．病理所見としては，タウタンパクやTDP43などのタンパク神経細胞内に蓄積する．こうしたタンパクの蓄積に伴い，前頭葉と側頭葉の血流や代謝低下が認められる．認知症の中核症状に対する治療法はなく，周辺症状であるBPSD (behavioral and psychological symptoms of dementia) に対する対症療法が主体となる．BPSDとは，不眠，精神障害，せん妄，幻覚などを含む．BPSDの対症療法として，NMDA受容体拮抗作用をもつメマンチンや低用量の抗精神病治療薬を使用することもある．

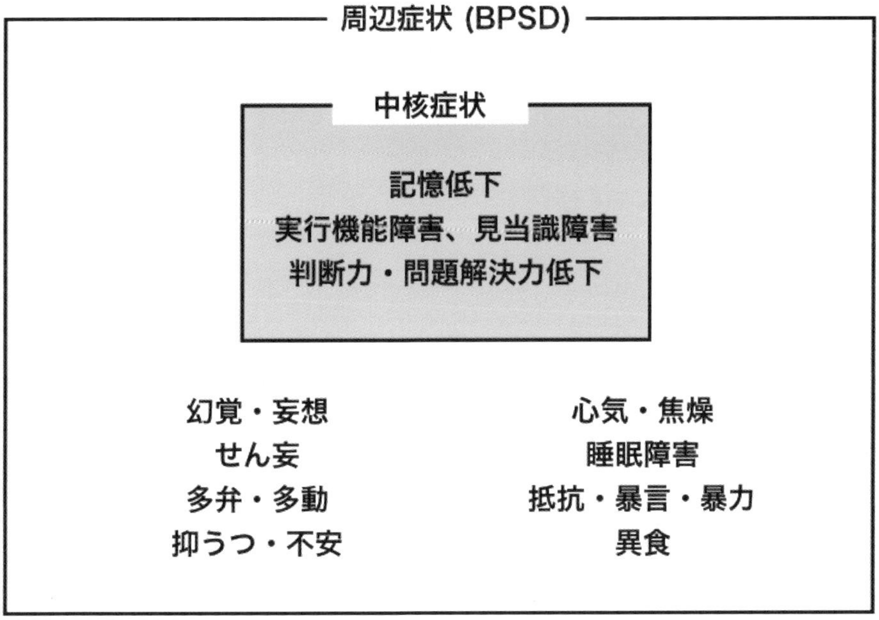

```
┌─────────── 周辺症状 (BPSD) ───────────┐
│                                        │
│          ┌──── 中核症状 ────┐          │
│          │     記憶低下      │          │
│          │ 実行機能障害、見当識障害 │          │
│          │ 判断力・問題解決力低下 │          │
│          └──────────────────┘          │
│                                        │
│     幻覚・妄想          心気・焦燥      │
│      せん妄             睡眠障害        │
│     多弁・多動        抵抗・暴言・暴力   │
│     抑うつ・不安          異食          │
│                                        │
└────────────────────────────────────────┘
```

図 9-5　認知症の中核症状と周辺症状

(3) 血管性認知症

　脳の血管が詰まったり破れたりすることによって，その部分の脳のはたらきが悪化することで起こる認知症を血管性認知症という．症状は，物忘れ，頭痛，めまい，耳鳴り，しびれなどがみられることがあり，脳卒中の発作が起こるたびに段階的に悪化することが多い．脳血管性認知症は，障害（梗塞）された場所によって，症状に差異があり，これはできるが，これはできないなど，まだら状に低下する（まだら認知症）のが特徴である．突然泣いたり怒ったりするなどの感情失禁もよく認められる．記憶障害がひどくても人格や判断力は保たれていることが多い．感覚障害（しびれ，めまい）や運動障害などの体性神経にかかわる障害や，片麻痺なども特徴的である．また，脳血管性認知症は病識がある場合が多い．糖尿病や高血圧，心疾患などが基礎疾患として認められる場合が多い．男性に多いことが知られている．血管性認知症は，現段階で根治する方法がないが，薬物治療によって認知症の症状が進むことを遅らせることは可能である．コリンエステラーゼ阻害薬やNMDA阻害薬は症状の進行抑制には有効である．高血圧をはじめとした基礎疾患の改善やリハビリなども重要である．

Chapter 9-1 コラム

軽度認知障害（mild cognitive impairment：MCI）

認知症発症の前段階のことを MCI とよぶが，超高齢化社会といわれる現在，65 歳以上の高齢者の 4 人に 1 人は MCI もしくは認知症であるといわれている．MCI では，物忘れが多いなどの記憶障害がでるものの，日常生活に大きな支障はきたさない軽度のものであり，「認知症ではない」ため自立した生活ができる．MCI の状態で放置した場合，20〜50% の人が 5 年以内に認知症を発症すると報告されている．

現代の医療では，認知症になると改善の見込みは低いとされているが，MCI であれば対策が打てるため，MCI の早期発見が重要である．

(1) アルツハイマー病による MCI

認知症のなかで約 5〜7 割はアルツハイマー型認知症が占めるとされている．アルツハイマー型認知症は発症したら治癒は不可能とされているが，アルツハイマー型認知症にも MCI といわれる段階がある．これまでの研究の結果，MCI の段階でもアルツハイマー型認知症と同様にアルツハイマー病の原因である脳内アミロイド β の蓄積が認められることが報告されている．

人が生活を送るうえでする様々な動作は，「基本的 activities of daily living（ADL）（食事や入浴，トイレ，着替えといった最低限必要となる動作）」と「手段的 ADL（買い物や家事，金銭管理など何かをするための少々複雑な動作）」に分けられる．アルツハイマー型認知症ではこの 2 つの両方が障害され，家事や買い物はおろか自分の身のまわりのことも難しくなる．一方，アルツハイマー病による MCI の場合，基本的 ADL は正常とされるが，記憶障害により家事や買い物といった手段的 ADL に影響を与える．また，アルツハイマー型認知症は完全に治すことはできないが，アルツハイマー病による MCI は適切な治療介入できれば，認知症の発症を遅らせることが可能である．

(2) MCI を改善するための方法

脳の健康によい生活習慣の実践が効果的であるとされている．

ⅰ）運動

ウォーキングやジョギングなどの有酸素運動が効果的である．また，より効果を高めるのであれば，運動にデュアルタスク取り入れる．例えば，頭で計算しながらウォーキングする，しりとりをしながら足踏みするなど，2 つのことを同時に行うことで脳の血流が増し，認知症予防に高い効果が期待できる．

ⅱ）食事

偏った食べ方をせず，バランスよくいろいろな食品をとることが重要である．そのうえで，野菜や果物（ビタミン C，E，β カロチン），魚（DHA，EPA）を食べるとよい．

ⅲ）認知トレーニング

ゲームや楽器の演奏，手芸，料理など遊び感覚で楽しんでできるものが，認知機能の低下の予防，改善に役立つと考えられている．

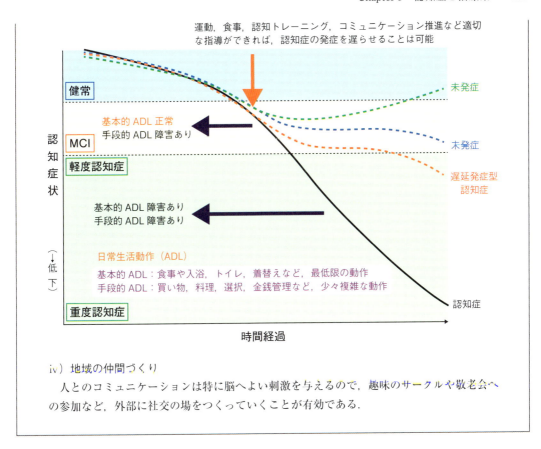

iv）地域の仲間づくり

　人とのコミュニケーションは特に脳へよい刺激を与えるので，趣味のサークルや敬老会への参加など，外部に社交の場をつくっていくことが有効である．

9-5　脳血管疾患

　脳血管疾患（脳卒中）とは，病理学的変化や外傷により，出血あるいは虚血を伴って，脳の特定領域が一過性あるいは持続的に障害された病態をいう．現在，脳卒中は，悪性新生物，心疾患に次いで日本の死因別死亡率で第3位である．かつては死因の第1位であったが，治療法の進歩や血圧管理によって，死亡数は減ってきている．

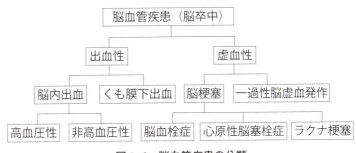

図9-6　脳血管疾患の分類

(1) 脳内出血

脳内出血の成因は，高血圧性と非高血圧性の2つに大別される．高血圧性脳内出血とは，持続的な高血圧により動脈瘤が形成され，この動脈瘤が急激な血圧上昇により破裂し，出血する病態のことである．一方，非高血圧性脳内出血は，脳アミロイド血管症（CAA）によるものが最も多く，高齢者において脳血管にアミロイドβ（Aβ）タンパクが沈着することにより生じる．これらの成因に伴う脳実質組織内への出血により，出血部位に血腫が形成され，血腫周辺細胞の浮腫・破壊が起こり，やがて脳圧亢進や神経脱落症状を発現する．

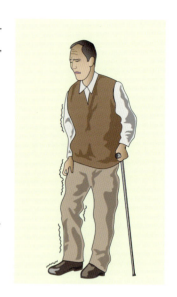

好発部位は，被殻が最も多く，次いで，視床，小脳の順である．日中活動中など血圧が上昇しやすい状況下で突然発症する．症状は出血部位により異なるが，片麻痺や意識障害，脳浮腫などが認められる．治療は，脳浮腫亢進の改善や高血圧のコントロールのための内科的治療が中心である．また，脳内出血患者では，ストレスのため胃酸分泌が亢進し，消化管出血を続発する場合があるため，H_2受容体遮断薬が使用される．

(2) くも膜下出血

くも膜下出血とは，くも膜下腔内に存在する血管が破れて出血が起こり，脳脊髄液中に血液が混入した病態をいう．くも膜下出血の成因として，動脈瘤破裂によるものと脳動脈奇形の破裂によるものが最も多くみられる．特に，動脈瘤破裂は，くも膜下出血の主因であり，40～60歳に好発する．動脈瘤の好発部位は，ウィリス動脈輪の前部である．くも膜下出血の症状として，突然の激しい頭痛や嘔吐，意識障害などが認められる．発症時の頭痛は，「過去に経験したことのないような痛み」「バットや木刀で殴られたような衝撃」と表

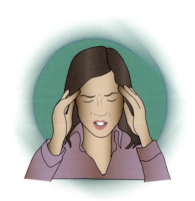

現される．また，くも膜下出血後の病態として，発症後24時間以内に再出血，4日後から7日頃に脳血管れん縮（スパスム）が認められる．再出血や脳血管れん縮は予後不良因子である．くも膜下出血の治療は，再出血防止のため，脳動脈瘤クリッピング術や脳動脈瘤コイル塞栓術などの外科的治療を原則として行い，補助的に薬物療法を行う．

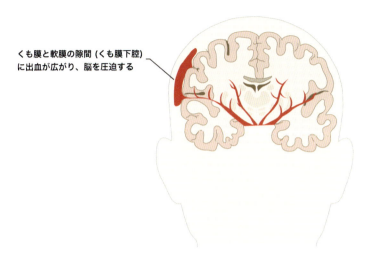

図9-7 くも膜下出血

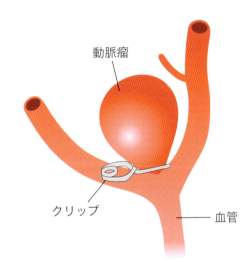

図9-8 脳動脈瘤クリッピング術

表9-2 脳内出血ならびにくも膜下出血治療薬

脳内出血治療薬	〈脳浮腫治療薬〉 　濃グリセリン・果糖注射液，20% D-マンニトール液 〈降圧薬〉 　Ca拮抗薬，アンギオテンシンⅡ受容体遮断薬（ARB） 〈消化管出血治療薬〉 　H_2受容体遮断薬（静注）
くも膜下出血治療薬	〈脳血管れん縮治療薬〉 　オザグレルナトリウム（静注），ファスジル（静注） 〈脳浮腫治療薬〉 　濃グリセリン・果糖注射液，20% D-マンニトール液

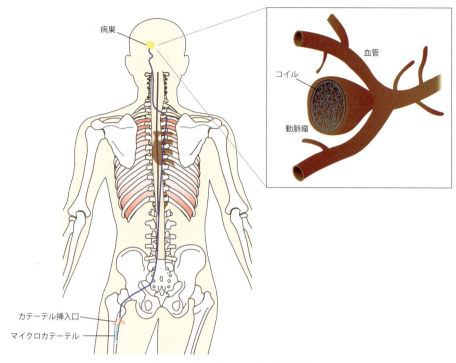

図9-9 脳動脈瘤コイル塞栓術

(3) 脳梗塞

脳梗塞とは，脳動脈の狭窄や閉塞により灌流域の虚血が起こり，脳組織の一部が壊死に陥る病態をいう．脳梗塞では，急性期を過ぎた後にも何らかの症状が残ることが多く，機能の回復と維持のためにリハビリテーションが重要である．

脳梗塞は，臨床病型により ① アテローム血栓性脳梗塞 ② 心原性脳塞栓症 ③ ラクナ梗塞に分類される．

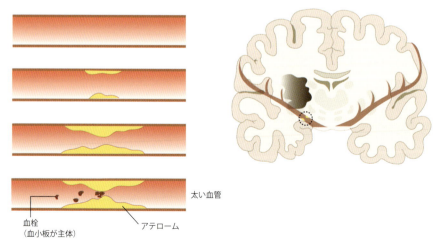

図9-10 アテローム血栓性脳梗塞

① アテローム血栓性脳梗塞

　アテローム血栓性脳梗塞は，動脈硬化（アテローム硬化）で狭くなった太い血管に血栓が形成され，血管が詰まるタイプの梗塞である．高血圧や糖尿病，脂質異常症などがアテローム硬化の促進因子となる．症状としては，片麻痺，共同偏視（眼球運動障害），失語，脳浮腫などがみられる．

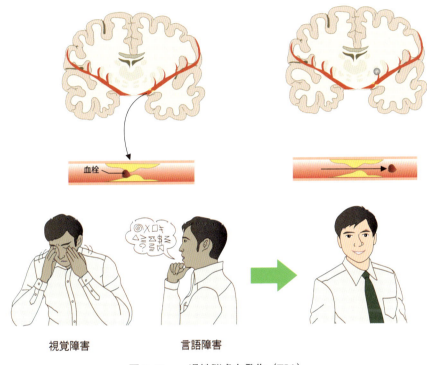

図9-11　一過性脳虚血発作（TIA）

　前駆症状として，一過性脳虚血発作（transient ischemic attack：TIA）を認めることがある．一過性脳虚血発作とは，脳虚血によると考えられる局所脳神経症状が一過性に出現し，24時間以内に完全に消失される症状である．脳梗塞の危険因子であり，速やかな対応が重要である．

② 心原性脳塞栓症

　心原性脳塞栓症は，心房細動，僧帽弁狭窄症，心内膜炎，急性心筋梗塞，心不全などの心疾患により心臓内で形成された血栓が血流で運ばれ，脳の動脈に流入し，閉塞することで発症する．活動時に突然発症し，症状としては，片麻痺や共同偏視（眼球運動障害），失語，脳浮腫などがみられる．病変は数分以内に完成するため，TIAなどの前駆症状はみられにくい．心原性脳塞栓症では，しばしば突然の血管閉塞に対して線溶系の亢進などが起こり，閉塞した血管が再開通することがみられる．再開通が早期に起こると，症状が劇的に軽快する．

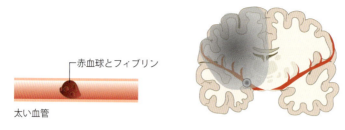

図 9-12　心原性脳塞栓症

③ ラクナ梗塞

　ラクナ梗塞は，脳の深部にある細い動脈の血流が悪くなって引き起こる梗塞である．軽度の運動麻痺やしびれなどの感覚障害がおもな症状であり，自覚症状が少なく，本人が気づかないこともある．

　脳梗塞の治療には，すべての脳梗塞に対して，発症から 4.5 時間以内であれば，血栓溶解薬のアルテプラーゼが用いられる．また，発症 24 時間以内であれば，脳保護薬として，エダラボンの適応がある．さらに，心原性脳塞栓を除く急性期の脳梗塞に対して，オザグレルが用いられる．一方，原則として，急性期の降圧は行わない．

　慢性期では，再発防止のために高血圧などの危険因子の除去と抗血小板薬や抗凝固薬の投与を行う．抗血小板薬は，心原性脳塞栓症を除く脳梗塞に適応され，オザグレルの点滴投与をスタンダードな治療とするが，経口摂取に問題がない患者には，アスピリン，クロピドグレル，シロスタゾールが用いられる．一方，心原性脳塞栓症には，抗凝固薬であるワルファリンが用いられる．

表 9-3 脳梗塞治療薬

分 類	急性期	慢性期
アテローム血栓性脳梗塞	血栓溶解薬： t-PA（アルテプラーゼ）静注，ウロキナーゼ静注 抗血小板薬： オザグレルナトリウム（点滴） 抗凝固薬： アルガトロバン 脳保護薬： エダラボン 脳浮腫治療薬： 濃グリセリン・果糖注射液，20％ D-マンニトール液	抗血小板薬： クロピドグレル，アスピリン，シロスタゾール，チクロピジン 降圧薬： Ca拮抗薬，ACE阻害薬，ARB，利尿薬 ドパミン D_2 受容体遮断薬： チアプリド 脳循環改善薬： イフェンプロジル，イブジラスト
心原性脳塞栓症	血栓溶解薬： t-PA（アルテプラーゼ）静注 抗凝固薬： ヘパリン 脳保護薬： エダラボン 脳浮腫治療薬： 濃グリセリン・果糖注射液，20％ D-マンニトール液	抗凝固薬： ワルファリン 非ビタミンK阻害経口抗凝固薬（NOAC）： エドキサバン，リバーロキサバン，ダビガトラン，アピキサバン
ラクナ梗塞	血栓溶解薬： t-PA（アルテプラーゼ）静注 抗血小板薬： オザグレルナトリウム（点滴） 脳保護薬： エダラボン 脳浮腫治療薬： 濃グリセリン・果糖注射液，20％ D-マンニトール液	抗血小板薬： クロピドグレル，アスピリン，シロスタゾール

INDEX

あ

アカシジア	93
悪性症候群	93
亜酸化窒素	35
アセナピン	96
アテローム血栓性脳梗塞	135
アトモキセチン	106
アポモルヒネ	117
アマンタジン	118
アミトリプチリン	45
アリピプラゾール	97, 103
アルツハイマー病	124
ICD-11	58

い

イストラデフィリン	119
痛み	38
一過性脳虚血発作（TIA）	135
医療用麻薬	41

う

うつ状態	58
うつ病	72
運動性言語野（ブローカー野）	6
運動野	6
wearing-off 現象	116

え

エスシタロプラム	65
エスゾピクロン	25
エチゾラム	26, 61
エトスクシミド	51
塩酸デュロキセチン	66
塩酸パロキセチン	65
塩酸ミルナシプラン	66
延髄	13
エンタカポン	118
ADHD	104

お

オキシコドン	42
オキシトシン	103
オピオイド受容体	39
オランザピン	96
on-off 現象	116

か

海馬	8
覚醒中枢	19
ガバペンチン	52
カベルゴリン	117
過眠障害（過眠症）	18
ガランタミン	127
カルバマゼピン	51
感覚性言語野（ウェルニッケ野）	6
関係妄想	87
間脳	10
γ-アミノ酪酸（GABA）	20

き

機能的核磁気共鳴画像法	46
急性ジストニア	93
吸入麻酔薬	34
橋	12
強迫症（強迫性障害）	67

く

グアンファシン	106
クエン酸タンドスピロン	63
くも膜下出血	132
クロザピン	96
クロチアゼパム	62
クロルプロマジン	92

け

軽躁病エピソード	80
軽度認知障害（MCI）	130
ケタミン	36
血管性認知症	129
幻覚	87
幻視	87
幻聴	87

こ

行動	2
後頭葉	6
交連線維	6
黒質	12
孤束核	13
誇大妄想	81
コデイン	44

さ

最小肺胞濃度（MAC）	35
催眠薬	21
三環系抗うつ薬	64, 75

し

ジアゼパム	50
視床	10
視床下部	10
疾病及び関連保健問題の国際統計分類（ICD）	58
自閉症スペクトラム障害（ASD）	102
社会的障害	73
社交不安症（社交不安障害）	59
酒石酸ゾルピデム	24
小脳	13
静脈麻酔薬	34
侵害受容性疼痛	38
神経細胞	15
神経障害性疼痛	39
神経伝達物質	15
神経発達障害	102
心原性脳塞栓症	135
心的外傷後ストレス障害	67
心理社会的疼痛	39

す

錐体外路障害	92
睡眠	18
睡眠障害	18
睡眠中枢	19
スチリペントール	54
スボレキサント	31

せ

青斑核	13
脊髄	13
脊髄下行路	13
脊髄上行路	13
脊髄神経	3
セボフルラン	35
セルトラリン	65
セレギリン	118
セロトニンドパミンアクティビティモジュレーター（SDAM）	98
セロトニン・ドパミン受容体拮抗薬（SDA）	94
セロトニン2受容体遮断・再取り込み阻害薬（SARI）	76
セロトニン・ノルアドレナ	

リン再取り込み阻害薬（SNRI）	66				害）	59
線条体	10	**て**			パリペリドン	95
全身麻酔	32, 33	デクスメデトミジン	36		バルビツール酸系催眠薬	21, 29
選択的セロトニン再取り込み阻害薬（SSRI）	64	デスフルラン	35		バルプロ酸ナトリウム	50
前頭側頭型認知症／Pick病	128	デフォルトモードネットワーク（DMN）	107		ハロペリドール	91
前頭葉	5	デュロキセチン	45		**ひ**	
前頭連合野	6	てんかん	48		被害妄想	87
全般性不安症（全般性不安障害）	59	点頭てんかん	54		ビガバトリン	54
		DSM	58		ヒドロモルフォン	43
		DSM-5	58		非麦角アルカロイド誘導体	117
そ		**と**			ビペリデン	118
双極性障害	73, 80	統合失調症	86		非麻薬性鎮痛薬	44
躁病エピソード	80	投射線維	6		広場恐怖	59
側坐核	8	頭頂葉	6		BPSD	128
側頭葉	6	ドネペジル	127		PTSD	37, 67
ゾニサミド	118	ドパミンシステムスタビライザー（DSS）	97		**ふ**	
ゾピクロン	25	ドパミン D_2 受容体拮抗薬	91		不安状態	58
た		トピラマート	52		不安発作	58
第一世代抗てんかん薬	49	トラゾドン	76		フェニトイン	51
体性感覚野（一次感覚野）	6	トラマドール	44		フェンタニル	43
第二世代抗てんかん薬	49	トリアゾラム	24		腹側被蓋野	12
大脳基底核	9	トリヘキシフェニジル	118		フマル酸クエチアピン	96
大脳白質	6	トリメタジオン	51		不眠障害（不眠症）	18
大脳皮質	5	ドロキシドパ	119		プラミペキソール	117
大脳辺縁系	7	**な・に**			フルマゼニル	28
多元受容体標的化抗精神病薬（MARTA）	95	ナルデメジン	44		プレガバリン	45
タペンタドール	43	ナロキソン	44		ブレクスピプラゾール	98
タリペキソール	117	ニトラゼパム	27		ブロチゾラム	26
炭酸リチウム	82	認知行動療法（CBT）	108		ブロナンセリン	95
短時間作用型催眠薬	26	認知症	124		プロポフォール	36
淡蒼球	10	**の**			ブロモクリプチン	116
WHO方式がん疼痛治療法	41	脳	2		**へ・ほ**	
ち		脳血管疾患	131		ペモリン	106
遅発性ジスキネジア	93	脳梗塞	134		ペランパネル水和物	55
注意欠如・多動症／注意欠如・多動性障害	104	脳神経	3		ペルゴリド	116
注察妄想	87	脳卒中	131		ペロスピロン	95
中枢神経	2	脳内出血	132		ベンゾジアゼピン系抗不安薬	61
中枢神経系	9	ノルアドレナリン作動性・特異的セロトニン作動性抗うつ薬（NaSSA）	78		ベンゾジアゼピン系催眠薬	21
中枢性抗コリン薬（中枢性ムスカリン受容体遮断薬）	118	ノンレム（NREM）睡眠	19		扁桃体	8
中脳	11	**は**			ベンラファキシン	66
中脳水道周囲灰白質	12	背外側前頭前皮質	107		縫線核	12
超短時間作用型催眠薬	23	麦角アルカロイド	116		**ま**	
鎮痛薬使用の5原則	41	パーキンソン症候群	93		まだら認知症	129
		パーキンソン病	110		末梢神経	2
		パニック症（パニック障			マプロチリン	76

麻薬拮抗薬 44	**も**	ラモトリギン 53
麻薬性鎮痛薬 41	妄想 86	**り・る・れ**
マレイン酸フルボキサミン 65	モダフィニル 107	リスペリドン 94, 103
	モルヒネ 42	リバスチグミン 127
み・む	**ゆ・よ**	
ミアンセリン 76	有髄神経 15	ルフィナミド 54
ミダゾラム 26		
ミルタザピン 78	予期不安 58	レビー小体型認知症 128
	抑うつエピソード 80	レベチラセタム 53
無髄神経 15	抑うつ性障害 80	レボドパ（L-dopa） 114
め	四環系抗うつ薬 75	レミフェンタニル 44
メサドン 43	**ら**	レム（REM）睡眠 19
メチルフェニデート徐放剤 105	ラクナ梗塞 136	**ろ**
メマンチン 127	ラコサミド 54	ロチゴチン 117
	ラメルテオン 31	ロピニロール 117
		ロラゼパム 62

MEMO

MEMO

―著者プロフィール―

成田　年（なりた　みのる）

学歴および取得免許
 1988 年 3 月　星薬科大学薬学部，薬学士取得
 1993 年 3 月　星薬科大学大学院薬学研究科博士課程修了，薬理学教室，薬学博士取得
 1993 年 4 月　University of Mississippi Medical Center（Jackson MS, USA），Dept. of Pharmacology & Toxicology, Postdoctoral fellow
 1996 年 7 月　Medical College of Wisconsin（Milwaukee, WI, USA），Dept. of Anesthesiology, Visiting Assistant Professor
 2011 年 4 月　星薬科大学，薬理学教室，教授
 2013 年 4 月　順天堂大学医学部附属病院，麻酔科学・ペインクリニック講座 客員教授 兼任
 2014 年 4 月　（2019 年 3 月まで）先端生命科学研究センター（Life Science Tokyo Advanced Research Center；L-StaR）センター長
 2016 年 4 月　（2019 年 3 月まで）独立行政法人日本学術振興会学術システム研究センター　研究員 兼任

 ―現職―
 星薬科大学，薬理学研究室 教授として常勤
 兼任：1．順天堂大学医学部附属病院，麻酔科学・ペインクリニック講座 客員教授
    2．富山大医学部，麻酔科学講座，非常勤講師
    3．慶應義塾大学医学部，麻酔科学教室，非常勤講師

学会活動等
 日本緩和医療薬学会副代表理事
 国際麻薬研究協議会（INRC）アジア・オセアニア諸国代表理事
 日本疼痛学会理事
 日本精神神経薬理学会理事
 日本ペインクリニック学会評議員
 日本アルコール薬物医学会評議員
 オピオイドペプチドシンポジウム世話人　他多数

統合分子薬理学──Vol.1　脳機能障害の分子レベル治療

定価（本体 7,800 円＋税）

2019 年 9 月 20 日　初版発行Ⓒ

著　　者　成　田　　　年
発 行 者　廣　川　重　男

印 刷・製 本　日本ハイコム
表紙デザイン
イ ラ ス ト　　㈲羽鳥事務所

発行所　京 都 廣 川 書 店
　　　　東京事務所　東京都千代田区神田小川町 2-6-12 東観小川町ビル
　　　　　　　　　　TEL 03-5283-2045　FAX 03-5283-2046
　　　　京都事務所　京都市山科区御陵中内町　京都薬科大学内
　　　　　　　　　　TEL 075-595-0045　FAX 075-595-0046
　　　　　　　　　　URL http://www.kyoto-hirokawa.co.jp/

京都廣川・刊行書 ⑧

グラフィカル機能形態学
－薬が効く先のカラダへの理解を求めて－

編著　東京薬科大学薬学部教授　**馬場 広子**

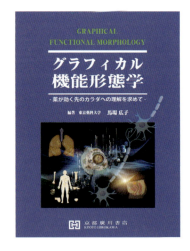

「薬理学」が分からないというボヤキを学生からよく聞く．聞いてみると彼らは，「薬理」以前に，薬が作用する先のカラダのことが分かっていない．本書はクスリを学ぶ者に必要な，人のカラダをしっかりと理解するために企画されたテキストである．詳細でかつ簡潔な解説と，それを具体的なイメージとして捉えるためのグラフィカルなイラストの2点が本書の肝となる．また，機能形態学がクスリの世界でいかに重要なのかを初学者に実感させるために，薬理的視点に立った「コラム」を収載している．機能形態学が薬学において必要の学問であることを実感して欲しい．

B5判　476頁　8,800円（税別）上製　多色刷
ISBN コード：978-4-906992-71-3

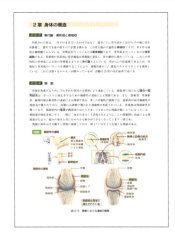
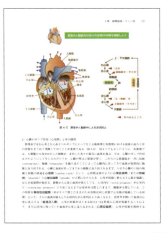
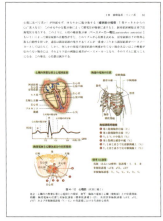
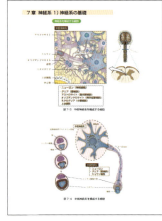

 京都廣川書店　KYOTO HIROKAWA　　URL: http://www.kyoto-hirokawa.co.jp/